◎根据《住院医师规范化培训内容与标准》
及住院医师规范化培训结业理论考核大纲编写

妇产科住院医师规范化
培训指导

刘媛　主编

U0238314

山东大学出版社
SHANDONG UNIVERSITY PRESS
·济南·

图书在版编目(CIP)数据

妇产科住院医师规范化培训指导/刘媛主编.—济
南:山东大学出版社,2024.5
ISBN 978-7-5607-8117-4

Ⅰ.①妇… Ⅱ.①刘… Ⅲ.①妇产科学-岗位培训-
自学参考资料 Ⅳ.①R71

中国国家版本馆 CIP 数据核字(2024)第 060871 号

责任编辑 毕玉璇
封面设计 王秋忆

妇产科住院医师规范化培训指导
FUCHANKE ZHUYUAN YISHI GUIFANHUA
PEIXUN ZHIDAO

出版发行 山东大学出版社
社 址 山东省济南市山大南路 20 号
邮政编码 250100
发行热线 (0531)88363008
经 销 新华书店
印 刷 东港股份有限公司
规 格 850 毫米×1168 毫米 1/32
5.5 印张 150 千字
版 次 2024 年 5 月第 1 版
印 次 2024 年 5 月第 1 次印刷
定 价 45.00 元

《妇产科住院医师规范化培训指导》
编委会

前　言

　　妇产科是一门专业性、实践性极强的学科,学习内容既包括外科手术操作,还包括内科、儿科学相关临床专业内容,妇产科急症处理也是妇产科专业的重要组成部分。因此,妇产科医生规范化培训包含临床操作、理论学习、门急诊处理等多方面内容。

　　山东大学齐鲁医院是国家卫生健康委委属(管)医院,亦是教育部直属重点大学——山东大学的附属医院。医院建立了完整规范的住院医师规范化培训体系及住院医师、专科医师一体化管理体系,作为国家重点学科,齐鲁医院妇产科在住院医师规范化培训中高度重视学员综合素质培养,切实提高规培学员的各项临床技能。在多年的培训工作中,妇产科规培单元制定了详细的培训方案和考核办法,在妇产科专科培训方面积累了丰富的经验。本书将毫无保留地将这些经验分享给读者,以期共同进步。

　　在规培学员的带教过程中,我们发现,目前诸多妇产科临床常见操作缺少精准的操作指导,不同培训基地之间差异较大,对于规培带教老师,如何评估考核学员临床技能操作的规范性,也是常会遇到的问题。这时,手持一本培训指导手册显得尤为必要。此外,包括妊娠临产、胎膜早破、胎盘早剥、宫外孕破裂、黄体破裂、卵巢囊肿蒂扭转等在内的妇产科急症是急诊的常见病种,如何识别急症,掌握这些急症的鉴别和处理是妇产科住院医师的基本功。我们紧密结合临床培训需要,汇总了妇产科常见操作及门急诊常见疾病处理流程,完成了这本书。本书不仅可以用于妇产科规范化培训,也可作为年轻妇产科医师的操作指导用于临床。

本书响应落实国家住院医师规范化培训相关政策要求,加强妇产科住院医师培训,根据《住院医师规范化培训内容与标准》及住院医师规范化培训结业理论考核大纲编写,符合规范化培训大纲要求。本书内容包括妇科、产科及计划生育和辅助生殖三大部分,分三篇,共四十六章,详尽讲解了包括腹腔镜卵巢囊肿手术、胎头吸引术、肩难产的处理及依沙吖啶(利凡诺)引产术在内的多项妇产科基本操作,同时,按脚本录制了规范化视频,供教学和演示。

作为规范化培训指导书,本书有三个突出特点:一是将规范化培训(规培)大纲要求与临床实际操作紧密结合,采用图片、简要文字说明和视频的形式,便于读者掌握及深入理解;二是提供实际操作的多个视频,形象展示相关要点,方便规培带教老师及学员阅读使用;三是提供了所有术中操作的评分方法,可方便规培学员诵记,也可用于各项规培考试。

特别感谢山东大学齐鲁医院同事和规培学员在成书过程中给予的帮助,这本书是大家集体智慧的结晶。

最后,虽然几经审校,教材中的内容和编排难免有不妥之处,希望使用本教材的师生和妇产科同道们能够给予批评指正,以便后续修正和改进。

全体编者

2024 年 3 月

目　录

第一篇　妇科

第二篇　产科

第三篇　计划生育和辅助生殖

第一篇 妇科

第一年轮转培训内容：

轮转目的：掌握妇科病史采集、常用查体方法、病历及各种医疗文件的书写与填报，妇科常用药物的适应证、禁忌证、作用机制、不良反应及使用方法，女性盆腔解剖特点、下腹部及会阴部消毒铺巾方法；妇科常见辅助检查手段的原理及报告判读，妇科常见病、多发病及常见急症的发病机制、临床特点、诊断与鉴别诊断要点、治疗与转诊原则及随访规范，常见恶性肿瘤的筛查，基本手术操作，妇科手术、术前准备和术后处理原则。

轮转要求：病种要求（对病例数不做具体要求）：生殖道炎症、附件肿物、早孕、流产、异位妊娠、宫颈癌、子宫肌瘤、子宫内膜异位症、卵巢癌、宫腺肌症、滋养细胞肿瘤、功能失调性子宫出血、尿失禁、子宫脱垂、外阴阴道肿物、习惯性流产等。

第二年、第三年轮转培训内容：

轮转目的：能独立对妇科常见疾病进行基本正确的诊断和处理；能够作为术者完成妇科常见中小型手术；具有一定的临床科研能力。

轮转要求：轮转要求与第一年轮转妇科病房的要求相同。

第一章 门诊常规操作

一、妇科查体

【操作前准备】

1.用物准备

(1)常规妇科检查所用材料:阴道窥器、消毒手套(或一次性手套)、妇科棉签、润滑液、洗手液、一次性垫单、模拟人(备选)。

(2)相关取材所需物品:尖嘴长弯钳、干棉球、生理盐水、精密pH试纸、10%氢氧化钾溶液、滴管、消毒试管、培养管、75%酒精、载玻片、毛刷、含检查介质的细胞保存瓶、标记笔、试管架、显微镜等。

2.操作者准备

(1)询问病情,确认患者信息,特别是有无性生活史及是否处于月经期。

(2)与患者交流,向患者解释检查目的、方法及可能产生的不适。

(3)清洁双手。

(4)每检查一人更换一张臀部垫巾(一次性使用)。

3.患者准备

(1)排空膀胱。

(2)体位:一般均取膀胱截石位,臀部紧邻检查床缘,头部稍抬高,双手臂自然放置于检查床的两侧,放松腹肌。

【操作步骤】

操作者应清洁双手,并一手或双手戴消毒手套(或一次性手套),之后面向患者,站在患者的两腿之间。若为不宜被搬动的危重患者,可在病床上检查(或可待病情稳定后再行检查),此时操作者站立于病床的右侧。

1.外阴部检查

（1）观察患者外阴发育及阴毛的多少和分布情况（女性型或男性型），有无畸形、皮炎、溃疡、赘生物或肿块，注意皮肤和黏膜色泽，有无色素减退及质地变化，有无增厚、变薄或萎缩。

（2）分开小阴唇，暴露阴道前庭观察尿道口和阴道口，查看黏膜色泽及有无赘生物，处女膜是否完整、有无闭锁或突出。

（3）若考虑子宫脱垂，还应让患者屏气，观察有无阴道前后壁脱垂、子宫脱垂，以及有无尿失禁等。

（4）以一手的拇指与示指及中指触摸双侧前庭大腺部位，了解前庭大腺有无囊肿及其大小、质地，有无触痛，了解视诊时发现的肿物大小、质地、边界、活动度，有无触痛或压痛。

2.阴道窥器放置

（1）根据患者的年龄及阴道宽窄度，选择大小合适的阴道窥器。

（2）将阴道窥器两叶合拢，旋紧其中部螺丝，放松侧部螺丝。用石蜡油或肥皂液润滑两叶前端，以减轻插入患者阴道口时的不适感，避免损伤。若拟做阴道上1/3段涂片细胞学检查或宫颈刮片，则不宜用润滑液，以免影响检查结果，必要时可改用生理盐水润滑。

（3）放置窥器前，先用左手示指和拇指分开双侧小阴唇，暴露阴道口，右手持预先准备好的阴道窥器，避开敏感的尿道周围区，倾斜45°，沿阴道侧后壁缓慢插入阴道内，然后向上、向后推进，边推进边将两叶转平，并逐渐张开两叶，直至完全暴露宫颈。

（4）若患者阴道壁松弛，宫颈难以暴露，此时有可能将窥器两叶前方松弛并鼓出的阴道前后壁误认为宫颈的前后唇。应调整窥器中部螺丝，以使其两叶能张开至最大限度，或改换大号窥器进行检查。此外，还应注意防止窥器两叶顶端直接碰伤宫颈而导致宫颈出血。

3.检查阴道

放松窥器侧部螺丝,旋转窥器,观察阴道前后壁和侧壁的黏膜颜色、皱襞多少,是否有阴道隔或双阴道等先天性畸形,有无溃疡、赘生物或囊肿。注意阴道内分泌物的量、性质、色泽、有无臭味。建议常规进行 pH 值、阴道滴虫、假丝酵母菌及清洁度检查。对于分泌物异常者,应进行相应的病原体检查或培养。

4.检查宫颈

暴露宫颈后旋紧窥器的侧部螺丝,使窥器固定在阴道内。观察宫颈的大小、颜色、外口形状,有无出血、糜烂、撕裂、外翻、腺囊肿、息肉、肿块等,以及宫颈管内有无出血或分泌物。宫颈刮片(宫颈鳞柱上皮交界处)、宫颈管分泌物涂片和培养的标本均应于此时采集。

5.取出阴道窥器

取出阴道窥器之前应旋松侧部螺丝,待两叶合拢后再取出。无论在放入还是取出阴道窥器的过程中,必须注意旋紧窥器中部螺丝,以免小阴唇和阴道壁黏膜被夹入两叶侧壁间,引起剧痛或其他不适。

6.整理

帮助患者整理好衣服,根据需要协助其起身,并将垫巾放入医用垃圾袋。

【评分标准】

表 1-1　妇科检查评分标准

项目	具体内容	标准分	得分
准备	仪表、语言、举止符合专业规范	3	
	询问病史,嘱患者排空膀胱	3	
	体位:膀胱截石位	4	
	用物:消毒手套、消毒液体石蜡、棉签	5	

续表

项目	具体内容	标准分	得分
操作程序与步骤	患者仰卧位,取膀胱截石位	10	
	双合诊:用右手戴好消毒手套,示指、中指涂液体石蜡后从阴道口沿后壁放入阴道	15	
	令手掌心朝下,手指平放在患者脐部平脐处,当阴道内手指向上向前抬举宫颈时,腹部手指往下、往后按压腹壁,并逐渐向耻骨联合部移动	10	
	通过内、外手指同时分别抬举和按压,相互协调,即可扪清子宫的位置、大小、形状、软硬度、活动度及有无压痛	10	
	检查子宫附件:将阴道内两指移至一侧穹窿部,另一只手从同侧下腹壁髂嵴水平开始	10	
	由上往下按压腹壁,与阴道内手指相互对合,以触摸该子宫附件处有无肿块、增厚或压痛	15	
	三合诊:检查时,除一只手示指放入阴道,中指放入直肠以替代双合诊时阴道内的两指外,其余具体检查步骤与双合诊相同	15	
总分		100	

二、分泌物检查

【适应证】

分泌物检查适用于阴道分泌物增多,伴或不伴分泌物异味,阴道瘙痒等;阴道异常排液。

【操作前注意事项】

阴道检查前告知患者尽量避开经期,24 小时内不宜有阴道冲洗、用药及性生活,以免分泌物检查受影响。

【操作过程】

患者要排空小便,在检查床上取膀胱截石位。

对于有性生活患者,佩戴清洁手套,将窥器轻柔放入患者阴道内,暴露宫颈及阴道壁,用棉签在阴道,尤其后穹窿位置取分泌物,将棉签置于指定容器送检,结束后缓慢退出窥器。

对于无性生活患者及幼女,阴道口有明显白带者,直接刷取送检。可将小头无菌消毒棉签用生理盐水浸湿后,伸入阴道,在其侧壁上涂抹,再将棉签置于指定容器内送检。避免损伤处女膜环。

【评分标准】

表1-2 阴道分泌物检查评分标准

项目		具体内容	标准分	得分
操作前准备		服装、鞋帽整洁,头发着装符合要求	1	
		操作前洗手、戴口罩	2	
	评估(14分)	核实患者身份,复核病历	1	
		核实患者的婚姻状况,对未婚患者,委婉了解其有无性生活史	3	
		确认患者不是处于月经期(若有阴道出血,必须检查,检查前消毒外阴)	4	
		环境安静,保持室温和器械温度适宜	2	
		注意保护患者隐私,男医师须有患者家属、女护士陪同	4	
	用物(5分)	治疗车上层:干棉签、生理盐水、10%氢氧化钾溶液、滴管、载玻片、试管、棉拭子、培养管、尖嘴长弯钳、显微镜等	4	
		治疗车下层:生活垃圾桶、医疗垃圾桶	1	

项目		具体内容	标准分	得分
操作步骤	准备（9分）	除尿失禁患者外,检查前应解净小便,必要时导尿排空膀胱;大便充盈者应在排便或者灌肠后检查	5	
		每检查一人更换一次垫于患者臀下的垫单	4	
	体位（5分）	患者取膀胱截石位,腹部放松	5	
	放置阴道窥器（17分）	检查者面向患者,站于其两腿中间	3	
		根据患者年龄及阴道宽窄选用适当大小的窥器（无性生活者,除非病情需要且患者本人签字同意,否则禁做窥器检查）	4	
		将窥器前后叶前端并合,检查者用左手将患者两侧阴唇分开,右手将窥器沿阴道后侧壁缓慢插入阴道内,插入后逐渐旋转至前方	5	
		摆正后缓慢张开前后叶,暴露宫颈、阴道壁及穹窿,然后旋转至一侧以暴露侧壁	5	
	取阴道分泌物（20分）	观察阴道前后壁、侧壁及后穹窿黏膜的颜色,皱襞多少及是否有阴道隔、双阴道等先天畸形;有无溃疡、赘生物或囊肿等	4	
		注意阴道分泌物的量、性质、色泽、有无臭味	4	
		用拭子或者消毒棉签蘸取阴道分泌物,立即送检阴道分泌物检查	6	
		取出窥器:将窥器前后叶合拢后缓慢退出	6	

续表

项目	具体内容	标准分	得分
操作后处理	清理用物,洗手	3	
	向患者说明检查情况	3	
	记录	2	
综合评价	操作熟练,步骤清楚,动作轻柔	3	
	医患沟通有效,解释符合临床实际,体现人文关怀	3	
	注意保护患者隐私,注意无菌操作	3	
理论提问	回答正确、完整	10	
总分		100	

三、宫颈细胞学检查

【适应证】

(1)健康查体,宫颈癌筛查。

(2)阴道异常排液流血患者。

【操作前注意事项】

(1)检查前告知患者尽量避开经期,24小时内不宜进行阴道冲洗、用药及性生活。

(2)有宫颈炎症时先进行治疗,然后再涂片。

(3)有性生活史患者才可行阴道检查及细胞学涂片。

【操作过程】

(1)患者要排空小便,在检查床上取膀胱截石位。

(2)生理盐水润湿窥器或不使用润滑剂,轻柔窥开阴道,暴露宫颈,宫颈口及阴道内分泌物可用棉签轻柔擦除。

(3)辨认宫颈转化区,刷头沿顺时针方向在转化区位置刷取3~5圈。对于3型转化区或其他特殊患者,保证宫颈管不漏刷,同时建议结合宫颈人乳头状瘤病毒(human papilloma virus, HPV)检查。

(4)将宫颈刷置入采集瓶,保留刷头,盖紧瓶盖,填写细胞学送检单送检。

第二章 病房常规操作

一、导尿

【适应证】

(1)解除各种原因所致的尿潴留。

(2)可采取不污染的尿标本做各种检查,如留尿做细菌培养。

(3)行尿流动力学检查,测定膀胱容量、压力、残余尿量。

(4)留置保留导尿或观察每小时尿量变化。

(5)注入造影剂进行造影,灌注药物进行治疗。

(6)盆腔器官手术前准备。

【禁忌证】

尿道狭窄及先天性畸形无法留置尿管者。

【注意事项】

(1)严格无菌操作,避免医源性尿道感染。

(2)选择导尿管的粗细要适宜,对小儿及疑有尿道狭窄者,宜选细导管。

(3)对膀胱过度充盈者,排尿宜缓慢,不宜按压膀胱区,以免骤然降压引起排尿晕厥。

(4)若留置导尿超过 48 小时,应定期检查尿液,若出现白细胞尿,应以无菌药液每天冲洗膀胱一次。

【评分标准】

表1-3　导尿术评分标准

项目	具体内容	标准分	得分
准备质量	服装、鞋帽整洁	1	
	仪表大方,举止稳重	2	
	洗手,戴口罩	2	
	查对医嘱	2	
	备齐用物,放置合理、整洁	3	
操作过程	将用物推至床边,核对患者姓名、住院号	2	
	评估病情(有无膀胱及尿路疾病)、膀胱充盈情况、会阴部情况,患者自理与合作程度、耐受情况及心理承受能力	3	
	充分告知实施导尿术的目的、方法,可能的不适及缓解方式,操作过程需要配合,以及与之相关的并发症	2	
	关闭门窗,为患者遮挡,保护隐私	2	
	嘱患者进行会阴清洗,或协助其清洗	3	
	站在患者右侧,脱对侧裤脚,盖在近侧腿部,对侧腿部用棉被遮盖	3	
	协助患者取仰卧屈膝位,两腿略外展,暴露会阴部	3	
	将垫巾垫于臀下,将其他用物置于会阴附近	5	
	戴手套消毒外阴,原则为由上而下、由外向内,每个棉球限用一次,顺序为阴阜、大阴唇、小阴唇、尿道口至肛门	10	

项目	具体内容	标准分	得分
操作过程	移开污染物,在治疗车上打开导尿包外层,将导尿包置于患者两腿间打开	3	
	戴无菌手套,铺洞巾,整理导尿包内物品,嘱患者勿移动以免污染无菌区	3	
	检查尿管是否通畅,气囊有无漏气,润滑导尿管前端	5	
	左手分开并固定小阴唇,右手用持物钳消毒,顺序为自上而下、由内向外	10	
	移走消毒用过的物品和污物,左手继续固定小阴唇,嘱患者缓慢深呼吸,导尿管插入尿道(尿道4~6 cm),见尿液流出再插入1 cm。根据导尿管上注明的气囊容积向气囊注入等量的生理盐水,向外轻拉导尿管至遇阻力,观察到尿液流出	8	
	测量尿量,需尿培养者,用无菌标本瓶或试管取中段尿后贴标签送检	6	
	导尿完毕后,轻轻拔出尿管,撤下洞巾,擦洗外阴,脱去手套,帮助患者躺卧舒适,洗手	4	
	如需留置尿管者: ①将尿管与尿袋连接,开放导尿管 ②脱手套,固定尿袋	2	
	观察与记录: ①尿液量、颜色、性质 ②导尿过程是否顺利,异常情况的处理及效果 ③导尿过程注意观察患者病情的变化 ④导尿前后患者情况	2	
	操作熟练	4	

续表

项目	具体内容	标准分	得分
操作质量	①关心患者,操作认真、稳准、轻快 ②操作无菌,操作过程注意手卫生 ③操作时间为15分钟(从协助取仰卧位,脱对侧裤腿,暴露会阴部开始计时,至整理患者为结束)	10	
	总分	100	

二、换药

【适应证】

(1)观察和检查伤口后需要更换敷料。

(2)伤口拆线后需要更换敷料。

(3)松动或拔除引流管后需要更换敷料。

(4)伤口渗出、出血、漏出体液等液体湿透敷料或外源性液体污染敷料。

【注意事项】

(1)换药的目的是检查伤口,清除伤口分泌物,去除伤口内异物和坏死组织,引流通畅、控制感染,以利伤口愈合。

(2)遇到无菌及感染伤口同时换药时,应先处理无菌伤口,然后处理感染伤口,恶性肿瘤的伤口和需要消毒隔离的伤口应于最后换药。

【评分标准】

表1-4 换药术评分标准

项目	具体内容	评分细则	标准分	得分
操作准备	操作人员准备:着装整洁、洗手、戴口罩、戴帽子	差一项扣2分(4项)	8	

续表

项目	具体内容	评分细则	标准分	得分
操作准备	用物准备:换药包;75%酒精棉球;生理盐水棉球若干及生理盐水纱布1~2条;纱布块及干棉球若干;胶布与剪刀;一次性治疗巾	差一项扣2分(6项)	12	
	核对与沟通:核对床号、姓名、年龄、性别、换药部位;讲解换药目的,取得患者配合	未核对扣2分未解释换药目的扣4分	8	
	暴露创面,根据操作需要安置体位及肢体,暴露伤口所在的部位。遮挡其他部位	未充分暴露创面者扣2分未遮挡其他部位者扣1分	3	
操作流程	戴手套	未戴手套或污染扣6分	6	
	揭开敷料:用手揭开外层敷料(胶布应由伤口外侧向伤口方向揭去),再用镊子轻夹内层敷料,若粘连较紧,应先用盐水浸湿后再揭去。揭去内层敷料时应与伤口纵向保持一致,以免伤口裂开	用镊子揭开外层敷料扣1分;胶布未按伤口外侧向伤口方向揭去扣1分;内层敷料未用镊子揭去扣1分;揭去内层敷料时未与伤口纵向保持一致扣2分	5	
	伤口周围皮肤消毒:用75%酒精对伤口周围皮肤进行消毒。左手持一把无菌镊子,将无菌治疗碗内的75%酒精棉球传递给右手的另一把镊子操作,用以擦洗创口周围皮肤。清洁伤口先由创缘向外擦洗。消毒范围为5 cm	左手持一把无菌镊子得2分(否则扣2分);右手亦如此;左手向右手传递棉球(否则扣3分);清洁伤口由创缘向外擦洗(否则扣2分);消毒范围小于5 cm扣2分	15	

项目	具体内容	评分细则	标准分	得分
操作流程	处理创面:直接用左手的无菌镊子取无菌治疗碗内的盐水棉球,传递给右手的镊子,轻轻清洗创面,禁用干棉球擦洗创口,以防损伤肉芽组织,后用干棉球擦洗伤面周围多余盐水	未用生理盐水冲洗创面扣2分;用干棉球擦洗创口扣2分;用75%酒精棉球擦洗创口扣2分;操作粗暴扣2分	8	
	覆盖伤口,包扎固定:一般覆盖8层,面积要超过伤口四周3～5 cm,以达隔离目的。固定胶布时,其方向应与肢体或躯干长轴垂直	覆盖无菌干纱布少于4层扣2分,4～7层扣1分;未超过伤口四周3～5 cm扣2分;胶布固定时,其方向未与肢体或躯干长轴垂直扣2分;包扎不美观扣1分	8	
	整理:撤出换药用物,整理患者衣被,安置好舒适体位,更换下来的敷料集中放于弯盘内,倒入污桶;冲洗换药碗、镊子后放入浸泡桶	未整理患者衣被、安置舒适体位扣5分;更换下来的敷料未集中放于弯盘内扣4分,未倒入污桶扣3分;未冲洗碗镊扣3分	15	
提问	换药目的:保持伤口清洁;促进伤口愈合	差一项扣3分	6	
	换药注意事项:无菌原则;保持良好血液循环;遵循顺序,避免交叉感染	差一项扣2分	6	
总分			100	

三、拆线

【评分标准】

表 1-5　刀口拆线评分标准

项目	具体内容	标准分	扣分	得分
准备工作	人员准备:衣物整洁;戴帽子;戴口罩;洗手;核对患者姓名与住院号,向患者做好解释工作	10	每一条中每单项错误及缺项扣 2 分,扣完为止	
	物品准备:换药包一个、拆线剪一把、胶布、络合碘、持物钳等,检查物品包装、灭菌情况及有效日期	10		
操作程序与步骤	戴好帽子与口罩,七步法洗手	5	①每条中每一小操作步骤错误扣 2 分,直至扣完为止;②操作方法错误,则该步骤不得分;③违背无菌原则,每步额外扣 2 分,违背无菌原则 2 次以上,视无菌观念差,扣 10 分;④注意两把镊子的正确使用及棉球的合理传递	
	打开换药包,用持物钳钳夹用物,遵循先干后湿原则,先无色、后有色原则	10		
	去除伤口敷料,观察伤口,用手除去外层,内层用镊子,干结者需沾湿除去	5		
	消毒伤口:由里向外清洁伤口,感染伤口反之。范围:略超过敷料覆盖范围,每一次消毒范围不应超出前次,消毒不少于 3 次	10		
	拆线:一只手用镊子提起线头,另一只手持线剪,靠近皮肤剪断由组织内拉出的线头,将缝线向同侧拉出	10		
	再次消毒伤口:标准同前,2 次以上	10		
	覆盖敷料:光滑面内层朝向组织,外层朝向外界,厚度合理,妥善固定	5		
	给患者整理衣物,处理污染敷料及换药包,洗手	5		

续表

项目	具体内容	标准分	扣分	得分
评价	简要告知伤口愈合情况（5 分），注意事项（5 分）	10	—	
	提问（2 个问题）	10	每个问题 5 分	
	总分	100		

第三章　手术室常规操作

一、消毒

【评分标准】

表 1-6　会阴及阴道手术区消毒评分标准

项目	内容	标准分	得分
消毒前准备	患者体位准备、材料准备、操作者准备	10	
操作步骤	消毒物品：在刷手后穿手术衣前，右手持卵圆钳（消毒钳取头低柄高位）夹住碘伏棉球，棉球要干湿适中	5	
	消毒方式：叠瓦形；不留白	10	
	消毒原则：已涂过外周部位的纱布或棉球，不要再返回中心区域，术野内不留空白点；消毒 3 遍，每遍间隔 1～2 分钟，后一次消毒范围小于前一次；消毒完成后应将消毒物品置于指定有菌区	25	
	消毒范围：至少包括切口周围 15 cm；上至阴阜，下至会阴、肛门及大腿上 2/3，先消毒阴阜，后消毒小阴唇、大阴唇、大腿内侧上 2/3 及大腿内侧下 1/3，最后消毒耻骨联合及肛周，避免污染	—	

续表

项目	内容	标准分	得分
操作步骤	同样顺序消毒 3 遍。有性生活史者用碘伏棉球消毒阴道,卵圆钳夹持棉球(一次一枚,清点数量)消毒至宫颈穹窿,以顺时针方向旋出,确保消毒整个阴道壁,同样顺序依次消毒 3 遍	50	
	总分	100	

表 1-7 下腹部纵切口手术区消毒评分标准

项目	内容	标准分	得分
消毒前准备	患者体位准备、材料准备、操作者准备	10	
操作步骤	消毒物品:在刷手后穿手术衣前,右手持卵圆钳(消毒钳取头低柄高位),夹住消毒纱布或棉球,消毒纱布或棉球要干湿适中	5	
	消毒方式: ①平行或叠瓦形:大手术野 ②离心形:以切口为中心,向四周划圈、划框或划双"L"法消毒,清洁伤口	25	
	消毒原则:已涂过外周部位的纱布或棉球,不要再返回中心区域,术野内不留空白点;消毒 3 遍,每一遍间隔 1～2 分钟,后一次消毒范围小于前一次;消毒完成后应将消毒物品置于指定有菌区	25	
	①消毒范围:至少包括切口周围 15 cm ②腹部手术:上至两侧腋前线最高点连线,下至会阴及大腿上 1/3,两侧至腋中线;腹部手术应先挤适量消毒液于脐孔内,最后再用纱布或棉球擦净	25	

项目	内容	标准分	得分
拓展 问题	①消毒的目的是什么?（消灭拟做切口及周围皮肤的细菌,达到无菌）	3	
	②禁忌证是什么?（对某种消毒剂过敏,需更换其他消毒剂）	3	
	③面部、口唇部及会阴部手术的消毒剂有什么要求?（刺激性小的消毒液:0.5％碘伏液）	4	
	总分	100	

二、铺巾

【评分标准】

表1-8　下腹部刀口铺巾评分标准

项目	内容	标准分	得分
准备	患者准备、材料准备、操作者准备	20	
操作 步骤	站在患者右侧,确定切口	10	
	器械护士（助手）将4块无菌巾按1/4和3/4折叠递给铺巾者,前3块向着铺巾者,第4块折边反对自己,铺巾者铺巾于切口周围	10	
	铺巾顺序:下方一、对侧一、上方一、己侧（未穿手术衣时）,手术巾一旦铺好,不能随便移动,如需调整,只能由内向外移动	35	
	巾钳固定,或薄膜覆盖	5	
	铺大孔单,再次涂抹消毒剂(如络合碘),穿无菌衣,戴无菌手套铺大单。器械护士（助手）协助头侧超过麻醉架,足侧超过手术台（确定大单方向,有卡通头像端向头部。大单孔洞对准切口后放置双侧抖开布单,手不过低;打开大单,先头部再脚部,保护双手不接触非无菌物品)	20	

续表

项目	内容	标准分	得分
注意事项（减分）	铺巾者与洗手护士的手不能接触,应在洗手护士两手内侧接单	—	
	无菌巾的反折部向下,靠近切口	—	
	消毒的手臂不能靠近手术区的灭菌敷料,双手只接触无菌巾的边角部	—	
	放下的无菌巾不能再移动,若位置不正确,只能由手术区向外移,或弃之,重新铺	—	
	大单的头侧应超过手术架,两端和足端部应垂下超过手术台 30 cm	—	
总分		100	

第四章　诊断性刮宫术

【适应证】

(1)子宫异常出血或阴道排液,需证实或排除子宫内膜病变:如结核、息肉、子宫内膜增生、癌前病变、子宫内膜癌、宫颈癌等,或其他疾病如流产、子宫内膜炎等。

(2)无排卵性功能失调性子宫出血的诊断及治疗:除了解子宫内膜的变化及对性激素的反应外,刮宫还可以起到止血的作用。

(3)闭经,疑有卵巢功能不佳、宫腔粘连者。

(4)不孕症者行诊断性刮宫术有助于了解有无排卵,并能发现子宫内膜的病变。

(5)宫腔内有组织残留,阴道流血多时,彻底刮宫有助于诊断,并可迅速止血。

【禁忌证】

(1)生殖道急性炎症,如急性外阴炎、阴道炎、宫颈炎、急性子宫内膜炎、宫腔积脓、急性盆腔炎等。

(2)全身情况不能耐受手术者,如患有严重心、脑、肾等主要器官疾病患者,患有严重血液病患者;各期急性传染病或慢性传染病的急性发作期。

(3)无性生活女性禁行诊断性刮宫术。若确有操作必要,应先征得患者本人签字同意后方可进行,未成年人需征得监护人签字同意。

(4)术前两次体温相隔 4 小时以上,均在 37.5 ℃ 以上者。

【操作前准备】

1.用物准备

(1)刮宫包:阴道窥器(消毒窥器、手术窥器各 1 个),宫颈钳 1 把、弯钳或卵圆钳 2 把、子宫探针 1 支,4～6 号扩宫器各 1 支,刮匙 2 把,镊子 2 把,弯盘 2 个,消毒棉球若干个、无菌纱布若干块,外包布 1 块(双层)、内包布 1 块、臀巾 1 条、裤腿 2 个、消毒孔巾 1 块。

(2)洗手液、无菌手套。

(3)标本容器、10％福尔马林。

(4)药品准备:局部麻醉药、抢救药物等(必要时使用)。

2.操作者准备

(1)操作者确认患者信息、病情及辅助检查结果,确认适应证与排除禁忌证。

(2)操作者向患者介绍手术目的、意义、风险,告知患者操作中可能会有不适,请其配合,签署知情同意书。

(3)检查手术包的有效灭菌日期。

(4)操作者穿洗手衣,戴口罩、帽子,洗手。

(5)打开无菌消毒包,操作者戴消毒手套,可以左手戴 1 只,右手戴 2 只,摆放器械。

3.患者准备

(1)测血压、脉搏、体温。

(2)术前 3 天禁性生活,紧急情况除外。

（3）排空膀胱。

（4）体位：取膀胱截石位。

【操作步骤】

一般不需麻醉。对未产或精神紧张者，可酌情使用镇静剂，处女膜周围局部浸润麻醉、阴部神经阻滞麻醉或骶管麻醉。

（1）外阴、阴道常规消毒，铺消毒孔巾。

（2）盆腔检查了解阴道、宫颈、子宫体、附件及宫旁组织情况，更换手套。

（3）正确放置阴道窥器，暴露阴道及宫颈，再次消毒。

（4）钳夹宫颈前唇，阴道后穹窿放置一块纱布，用小刮匙自宫颈管内口至外口刮宫颈管一周，刮出组织物置于标本袋中，并进行标记。

（5）沿子宫方向用子宫探针探测宫腔深度、宫底宽度，宫腔内有无粘连、畸形，如子宫内口较紧，可以用宫颈扩张器扩张，至能放入小号刮匙即可。

（6）阴道后穹窿处再置无菌纱布1块，更换刮匙，进入子宫腔，从宫底到内口沿宫腔四壁及两侧宫角依次地将内膜刮除，特别注意刮子宫底部及两侧宫角部，了解子宫壁是否光滑，将刮出组织放入标本袋中并进行标记。

（7）取出宫颈钳，再次消毒宫颈及阴道，正确取出阴道窥器。

（8）注意观察刮取组织物的量、颜色、性状、厚度及新鲜程度等，将刮取的组织物装入10％福尔马林固定液中。核对患者信息，填写病理检查申请单，标本经患者或家属过目后送病理检查。

（9）填写手术记录。

（10）告知术后注意事项。嘱患者休息，保持外阴清洁，一周后取病理检查结果并复诊，术后两周内禁忌性生活及盆浴。对长时间阴道流血者，术后使用抗生素预防感染。

【评分标准】

表 1-9　诊断性刮宫术评分标准

项目	步骤	标准分	得分
评分细则	准备： ①与患者交待病情后,签署手术知情同意书,洗手、戴好口罩、帽子,准备器械	5	
	②嘱患者排空膀胱后取膀胱截石位,戴无菌手套行双合诊检查	10	
	操作： ①消毒顺序、范围及手法正确:外阴、阴道常规消毒,铺无菌孔巾。放置阴道窥器暴露宫颈,消毒阴道与宫颈	10	
	②宫颈诊刮手法正确:宫颈钳钳夹宫颈前唇或后唇,于阴道窥器前叶上放置一块纱布,顶端达阴道后穹窿处,用小刮匙自宫颈内口至外口顺序刮宫颈管一周,将所刮取的子宫内膜组织置于纱布上,取出带有内膜组织的纱布	20	
	③子宫探针探子宫方向及宫腔深度	5	
	④阴道后穹窿处另置一块纱布,然后刮匙进入宫腔,按顺序刮取子宫内膜(注意:不更换刮匙扣 5 分)	30	
	⑤取出带有子宫内膜的纱布,取出阴道窥器,将刮出的宫颈管黏膜组织及宫腔内膜组织分别装瓶、固定,分别送病理检查	10	
	操作综合评价： 总体技术熟练、质量好	10	
总分		100	

第五章　阴道镜检查

【适应证】

(1)高危型 HPV 感染或宫颈涂片细胞学异常。

（2）宫颈肉眼观或触诊异常。

（3）临床异常症状（触血、排液等）。

（4）会诊、随访、追踪治疗效果。

（5）外阴、阴道疾病。

【操作前注意事项】

告知患者阴道镜检查前,至少24小时内不宜做阴道冲洗、细胞学刮片、用药及性生活,以免损伤上皮,影响阴道镜观察;阴道镜检查应避开月经期,宜在月经干净3~4天后进行;严重炎症时,应先行抗炎治疗。

【操作前准备】

（1）设备:阴道镜。

（2）舒适、可调节的检查床。

（3）醋酸（3%~5%）。

（4）碘溶液。

（5）三氯化铁等。

【操作步骤】

（1）患者取膀胱截石位,用生理盐水湿润阴道窥器或不使用润滑剂,暴露宫颈穹窿部,用棉球轻轻擦除宫颈分泌物,注意轻柔,避免引起出血。

（2）调整阴道镜和检查台高度以适合检查,镜头对准宫颈,打开光源,调节焦距,白光检查宫颈表面血管。

（3）5%醋酸棉球浸湿宫颈表面约30秒,等待大约1分钟后观察2~3分钟或更长时间,低度病变醋酸反应慢,消失快,3分钟后可重复涂抹醋酸;醋酸白上皮是指涂醋酸后出现的白色斑块,也称醋白上皮,未加醋酸前与周围上皮颜色相同。异常增生上皮区域尤其明显,上皮的白色程度与病变严重程度呈正相关。未成熟化生、炎症、修复愈合与再生、HPV感染、湿疣、白斑、宫颈上皮内瘤变（cervical intraepithelial neoplasia,CIN）和早期宫颈癌均可出现醋白反应:①醋白上皮菲薄,雪白或亮白,边界模糊或不规则,呈羽毛状、指状、锯齿状等,表面光滑平坦,无血管或见细小点状血管/细小镶嵌,提示低度病变(HPV 感染或 CIN I)(见图 1-1)。②醋白上皮致密浓厚,污浊不透明,呈灰白、牡蛎白或灰黄色等,边界清晰,表面隆起不规则,可呈云雾状、脑回状,醋白区可见粗大点状血管和(或)粗大镶嵌,血管形状不一,间距不等,常为高度病变(CIN II/III)(见图 1-2)。③致密醋白上皮,边界清楚,表面隆起呈猪油状、脑回状,甚至菜花状、结节状,并伴有螺旋状、逗点状、废线头样或奇形怪状的异型血管等,多为早期浸润或可疑浸润癌的征象(见图 1-3)。碘试验不着色,可呈亮黄色、芥末黄色或土黄色等。

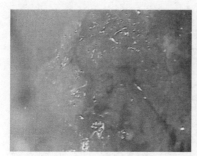

图 1-1　LSIL

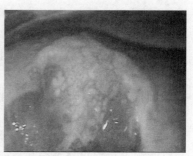

图 1-2　HSIL

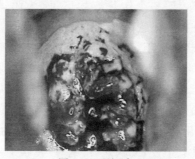

图 1-3　可疑癌

　　注:LSIL 为低级别鳞状上皮内病变(low-grade squamous intraepithelial lesion)的简称;HSIL 为高级别鳞状上皮内病变(high-grade squamous intraepithelial lesion)的简称。

（4）仔细检查并动态观察，识别鳞柱状交界（squamo-columnar junction，SCJ）的位置，确定转化区（transformation zone，TZ）的范围，鉴别转化区内有无病变，仔细观察异常转化区上皮和血管变化，以确定病变的性质。

（5）阴道镜观察一般从4倍开始，逐渐放大到8～10倍，必要时可放大15倍以上，取活检时缩到4倍。

（6）如阴道镜检查满意，在异常部位或可疑区取多点活检。如阴道镜检查正常，必要时在鳞柱交界或转化区邻近鳞柱交界处取活检。

（7）在必要情况下，可借助于碘实验识别病变，碘液棉球染色，了解不染色区和病变范围，在碘不着色区取多点活检。

（8）鳞柱交界内移至颈管或病变深入颈管时，可用颈管窥具或长棉签协助检查，并常规做宫颈管搔刮术（endocervical curettage，ECC）。

（9）记录阴道镜所见图像或图像摄取、资料保存。

【阴道镜初步诊断】

几乎所有的宫颈病变都发生在转化区内，宫颈转化区鳞柱交界处往往是病变最严重的部位。共有三类转化区：①转化区全部在外宫颈阴道部，即整个转化区均可见（为阴道镜检查满意）。②转化区部分在内宫颈管内，但可见部分转化区。③转化区全部在内宫颈管内，转化区不可见（即阴道镜检查不满意，包括鳞柱交界看不见、严重炎症、严重萎缩、创伤、看不见宫颈）。转化区有正常转化区和异常转化区两种，根据宫颈涂抹醋酸后上皮和血管的变化，确定正常转化区或异常转化区。

（1）正常转化区：可见平坦、光滑、粉红色的鳞状上皮和典型葡萄状结构的柱状上皮，或腺开口、纳囊、柱状上皮岛及舌状或指状突起的化生鳞状上皮，后者有轻度醋白反应。碘试验见鳞状上皮呈黑色或棕褐色，柱状上皮不着色或轻度染色，化生上皮可见部分着色。

（2）异常转化区：醋白上皮、点状血管和镶嵌是异常转化区最常见的图像。

【阴道镜诊断依据】

阴道镜图像的评估主要依据四个方面：①病变区域分布（topography）：在转化区内、外或颈管内。②颜色和浑浊度（colour and opacity）：醋白上皮的厚薄、白色程度、透明度。③表面构型（surface configuration）：包括表面轮廓和边界。④血管结构（angioarchitecture）：包括血管形态、大小、走向、排列和间距。

阴道镜检查结果可分为六类：①正常（或阴性）；②低度 CIN（CIN Ⅰ / HPV Ⅰ）；③高度 CIN（CIN Ⅱ / Ⅲ）；④可疑癌／癌；⑤不满意阴道镜所见；⑥其他（如炎症、湿疣、白斑等）。

第六章　子宫颈锥形切除术

子宫颈锥形切除术简称宫颈锥切术，是一种宫颈局部切除性手术，是诊断和治疗宫颈癌前期病变及早期浸润癌的重要方法。宫颈锥切术施行中需要切除包括病变在内的宫颈外口、转化区、鳞柱状上皮交界及宫颈管内组织，在切除病变的同时可以保留组织标本进行组织学评价，从而明确是否存在病变，病变的范围、深度，切缘处病变的状况（切缘阳性或切缘阴性），以及是否存在浸润并对浸润癌灶进行镜下测量。根据手术的目的，宫颈锥切术可分为诊断性切除、治疗性切除和即诊即治性切除。根据手术的方式，可分为宫颈冷刀锥切术（cold-knife conization，CKC）、宫颈电热圈环切术（loop electrosurgical excision procedure，LEEP）、激光锥切术（laser conization，LC）。

宫颈冷刀锥切术是传统术式，采用手术刀片锥形切除部分宫颈组织，其用于诊断及治疗宫颈病变已有上百年历史。CKC 的优点是切除完整、病理准确，缺点是术中、术后易出血，并发症较多，因此，不断有临床医生尝试改良该术式。

LEEP 的优点是其可在门诊实施、局部麻醉、操作简便、安全、疗效好、并发症少,因而成为目前应用最广泛的宫颈锥切方法。对年轻、未生育的宫颈高级别上皮内病变患者,可通过掌握宫颈锥形切除的深度和范围,尽可能保持宫颈的形态和宫颈的正常生理机能,以降低手术对女性妊娠及分娩产生的不良影响。其缺点主要为:电热效应对标本产生的热损伤会影响组织学的诊断(如切缘状态或是否存在微小浸润癌)。此外,过大或过深的病灶或腺上皮病变的切缘阳性率可能增加,影响疗效。因此,对于可疑腺上皮病变及宫颈浸润癌,当采用 LEEP 不能保证提供完整组织学标本进行有效病理诊断时,建议进行宫颈冷刀锥切术。

【适应证】

(1)宫颈细胞学为高级别鳞状上皮内病变、不典型腺细胞(atypical glandular cell,AGC)倾向瘤变、原位腺癌(adenocarcinoma in situ,AIS)或癌,阴道镜检查阴性或不满意,或阴道镜指引下的宫颈活检及宫颈管搔刮术阴性。

(2)宫颈细胞学结果与阴道镜指引下的活检组织病理学诊断严重不相符,如细胞学提示 HSIL[+],而活检结果为 CIN I 或阴性。

(3)活检和(或)ECC 病理为 HSIL 需除外宫颈早期浸润癌或宫颈管内病变。

(4)活检病理为宫颈原位腺癌需除外宫颈浸润性腺癌。

(5)阴道镜检查或阴道镜指引下活检病理怀疑早期浸润癌或宫颈原位腺癌。

(6)阴道镜病理提示宫颈 HSIL(包括 CIN II、CIN III)、宫颈原位腺癌、鳞状细胞浸润癌的诊断和治疗。

(7)宫颈 HSIL(包括 CIN II、CIN III)、宫颈原位腺癌、早期宫颈鳞状细胞浸润癌锥切治疗后病变持续存在、残留或复发。

【操作过程】

患者取膀胱截石位,静脉麻醉成功后,常规消毒外阴,铺无菌手术巾。阴道拉钩或窥器暴露宫颈,碘伏消毒后以干棉球拭干宫颈表面,鲁哥氏(Lugol)碘溶液标记宫颈病变范围,于宫颈局部注射血管收缩剂和1‰利多卡因混合溶液,或在宫颈3、9点用丝线缝扎子宫动脉下行支预防出血。在碘不着色区外5 mm用手术刀进行锥形切除,刀的角度需朝向宫颈管,可用扩宫棒放入宫颈口指示宫颈管的方向。完成切割后可采用热凝或缝合创面止血。手术中避免用电灼破坏切除标本的边缘组织,以免影响病理诊断。有效止血后创面可填塞纱布止血,纱布于24小时内取出。

【注意事项】

(1)按照转化区的类型,决定宫颈切除的类型。通常情况下,Ⅰ型切除用于Ⅰ型转化区,切除长度为7~10 mm;Ⅱ型切除用于Ⅱ型转化区,切除的长度为10~15 mm;Ⅲ型切除用于Ⅲ型转化区,切除的长度为15~25 mm。

(2)尽量完整切除宫颈组织,避免碎块切除。

(3)宫颈管搔刮为选择性操作,如果进行残余宫颈管的搔刮,需在宫颈锥切后、电凝止血前进行。

(4)无论采用何种手术方式,均必须完整规范记录切除性治疗的类型(Ⅰ型、Ⅱ型、Ⅲ型),需测量并记录锥切标本的周径(切除标本的周长)、长度(从最远端/外界至近端/内界)、厚度(从宫颈间质边缘至切除标本的表面)。对于补切的标本,同样需要进行测量与记录。

(5)切除标本可用缝线标记(注明几点),以便于病理医师识别,标本应能满足12点连续病理切片的要求。对于补切标本,需要标明内侧切缘或锥底切缘,并分置于独立病理瓶中。

(6)对于拟施行再次锥切术的患者,术前除需再次阴道镜评估外,还需要复习既往的手术情况,通过妇科检查、盆腔B超等了解宫颈的解剖学变化和宫颈管长度,以避免或降低手术风险。

(7)妊娠期宫颈锥切术仅用于诊断或排除浸润癌。因此,切除的时机(孕周)、范围、深度等需要谨慎选择。

(8)宫颈锥切术后结合病理结果综合分析各种临床信息后确

定下一步诊疗方案。

(9)宫颈锥切术后禁止性生活一个月,避免过重体力活动,避免游泳或盆浴。

(10)宫颈锥切术后出血多发生于术后 7～10 天,一般出血量不超过月经量,持续 7～10 天,无须处理。若出血量超过月经量,需及时到医院就诊处理。

(11)当术后出现宫颈狭窄和粘连时,应尽早处理,时间越长则分离越困难。

第七章 前庭大腺脓肿穿刺术

【病因】

前庭大腺又称巴氏腺,位于阴道口两侧并开口于阴道前庭,主要功能为分泌黏液,润滑阴道和外阴。腺体开口因各种原因阻塞,形成前庭大腺囊肿或脓肿。

前庭大腺囊肿是一种临床诊断,根据前庭大腺囊肿的临床表现,可分为症状性和非症状性两类。囊肿较小,不合并急性感染时,患者一般无自觉症状,往往在体检时或患者自己意外发现,称为非症状性前庭大腺囊肿。症状性前庭大腺囊肿指患者外阴前庭 4 点或 8 点处感到疼痛或肿胀,经检查确定肿胀部位为前庭大腺,伴或不伴有炎症体征。

前庭大腺脓肿也是一种临床诊断,如果出现外阴疼痛性包块,妇科体格检查发现前庭大腺及其导管位置出现体积增大、压痛、皮温增高、质地软或伴有波动感的包块,在一些情况下伴有红斑、水肿及脓点,据此可以做出诊断。前庭大腺脓肿可为腺体的原发感染或前庭大腺囊肿的继发感染,表现为腺体导管周围间质的急性炎性反应和脓肿腔内的化脓性渗出。

根据严重程度,前庭大腺脓肿可分为轻度、中度和重度三类:轻度前庭大腺脓肿是指虽为化脓性感染,但不合并全身反应;中度脓肿是指伴有全身性症状(如发热)的前庭大腺脓肿;重度则定义为伴有全身症状的化脓性感染,或造口及引流失败,应用抗生素治疗后症状、体征持续存在。

【诊断要点】

患者外阴前庭 4 点或 8 点处感到疼痛或肿胀,前庭大腺及其导管位置出现体积增大、压痛、皮温增高、质地软或伴有波动感的包块,在一些情况下伴有红斑、水肿及脓点。前庭大腺脓肿最初形成时,体格检查可发现周围组织水肿变硬,表现为触痛明显的质硬结节。在脓肿由红色质硬完全变白变软,触诊时无张力且有明显波动感时,表明脓肿已经成熟,通常表现为前庭大腺部位有柔软、海绵状或伴有波动感的肿块,周围组织红肿、皮温升高,腹股沟淋巴结可能出现不同程度肿大。脓肿周围皮肤可见黄色或绿色的脓性分泌物。前庭大腺脓肿应与上皮囊肿、斜疝、软纤维瘤、脂肪瘤等鉴别,如呈实质性肿块,应排除前庭大腺癌。

【处理】

前庭大腺囊肿/脓肿的治疗取决于患者的症状、囊肿的大小、是否合并感染以及感染严重程度。治疗手段主要包括期待治疗、内科治疗及手术治疗。

无症状前庭大腺囊肿随访观察;无全身感染症状的前庭大腺脓肿首选局部治疗;合并全身感染症状者先行经验性用药,首选覆盖大肠埃希菌的广谱抗生素(头孢噻肟、头孢美唑、左氧氟沙星等)联合甲硝唑治疗,推荐病原学检测;采用坐浴、镇痛等措施协助缓解局部症状。

症状性前庭大腺囊肿/脓肿需外科干预。

脓肿成熟者的首选治疗方法是开放引流,具有快速和简单等优点,能够立即缓解症状。手术方式包括前庭大腺脓肿切开引流、前庭大腺囊肿/脓肿造口引流术、挂线造口术(造口法)等[1]。

【适应证】

前庭大腺囊肿小者可观察,较大或者反复感染者可行前庭大腺囊肿/脓肿造口引流术。

【禁忌证】

前庭大腺急性炎症期尚未形成脓肿或囊肿时应先行保守治疗。

【操作前准备】

(1)外阴、大腿内侧如有皮炎、湿疹等皮肤疾病,应先予以治疗,待治愈后再行手术。

(2)手术时间宜选择月经干净后 5～7 日。

(3)术前自解小便,排空膀胱。

【操作步骤】

(1)患者取膀胱截石位,常规会阴消毒皮肤,铺无菌洞巾。

(2)从乳胶手套上剪出宽约 1 cm 引流条备用。

(3)脓肿最低点小阴唇内侧面切开约 0.5 cm 大小切口,见脓液流出,弯钳进入脓腔内做指引。

(4)弯钳向上探及脓腔顶部,固定于皮肤黏膜交界处指引,切开 0.5 cm 小口,使弯钳探出,同时夹持引流条,穿过脓腔,从底部小口拉出。

(5)引流条打结,形成宽松环状结构,注意打紧,但不能勒紧囊肿。

(6)用生理盐水、甲硝唑或替硝唑注射液反复冲洗脓腔,术毕。

(7)术后每日冲洗脓腔,共 3～5 天,患者用 1：5000 高锰酸钾溶液坐浴,同时转动、清洗引流条,直至术后 14～20 天,瘢痕形成,拆除引流条。

【评分标准】

表 1-10　前庭大腺脓肿引流术评分标准

项目	步骤	标准分	得分
评分细则	准备: ①准备器械、利多卡因、无菌生理盐水及甲硝唑或替硝唑溶液	5	
	②准备引流条	5	

续表

项目	步骤	标准分	得分
评分细则	操作： ①患者排空膀胱，取截石位，局部麻醉	15	
	②取脓肿膨隆处穿刺	20	
	③充分冲洗脓腔	5	
	④留置、悬挂引流条	30	
	⑤交代术后注意事项	10	
	操作综合评价 （总体技术熟练、质量好）	10	
总分		100	

第八章 腹腔穿刺术

【适应证】

(1)穿刺腹腔积液，以明确腹腔积液的性质，协助诊断。

(2)抽出适量腹水，以减轻腹水过多引起的腹胀、胸闷、气急、呼吸困难等症状，减少静脉回流阻力，改善血液循环。

(3)进行治疗性腹腔灌注，如腹腔内注射抗生素或化疗药物等。

【操作过程】

(1)根据病情和需要，可取坐位、半坐卧位或侧卧位、平卧位。尽量使患者舒服，以便能够耐受较长的操作时间。多选取仰卧位进行穿刺。

(2)选取左下腹脐与左髂前上棘连线中、外 1/3 交点为穿刺位点，此处可避免损伤腹壁动脉，肠管较游离，不易损伤；脐与耻骨联合连线中点上方 1.0 cm、偏左或偏右 1.5 cm 处，此处无重要器官，穿刺较安全，而且容易愈合；少量积液，尤其有包裹性分隔时，在 B 超引导下定位穿刺。

(3)消毒、铺巾:用络合碘常规进行穿刺点消毒,以穿刺点为中心,消毒范围直径为 15 cm,戴无菌手套,铺消毒孔巾。

(4)自皮肤至壁层腹膜以 2%利多卡因注射液逐层做局部麻醉,注入局麻药时先回抽,判断是否进入血管,回抽出腹水说明进入腹腔。

(5)穿刺抽液:操作者左手固定穿刺部位皮肤,右手持腹腔穿刺针并连接橡皮导管,导管的另一头接 20 mL 或 50 mL 注射器,或以血管钳钳夹。穿刺针以 30°经麻醉处斜刺入皮肤进入皮下后,稍向周围移动穿刺针头,再刺入腹腔,穿刺针与腹壁呈垂直角度刺入,有突破感提示针尖已穿过壁层腹膜,回抽腹水证实进入腹腔。助手以消毒血管钳固定针头,并夹持橡皮导管,操作者逐管抽取腹水并留样送检。

(6)穿刺结束后拔出穿刺针,络合碘消毒针孔部位,消毒纱布覆盖,胶布加压固定。如需留置软管,应利用穿刺包内器械妥善固定穿刺软管。

【注意事项】

(1)穿刺过程中注意无菌操作。

(2)大量腹水时采取"N"字形进针。

(3)避免在手术瘢痕附近或肠襻明显处穿刺。

(4)若腹水流出不畅,可将穿刺针稍移动或稍变换体位。

【评分标准】

表 1-11　腹腔穿刺术评分标准

项目		具体内容	标准分	分数
准备阶段	物品准备(5分)	腹腔穿刺包、碘伏棉球或棉棒、利多卡因、手套、孔巾、注射器、棉签、胶布、无菌敷料	5	
	考生准备(5分)	自我介绍、仪表端庄、着装整洁、戴帽子与口罩、口述洗手	5	

项目		具体内容	标准分	分数
准备阶段	患者准备（10分）	核对患者信息（2分）；向患者解释穿刺目的（2分）；取得患者配合，消除其紧张感（2分）	6	
		患者取平卧位（2分）；做好穿刺前准备，嘱患者排空膀胱（2分）	4	
操作阶段	消毒铺巾（20分）	穿刺点定位：平卧位左下腹脐与左髂前上棘连线中外 1/3 的交点处	5	
		常规消毒手术区皮肤，由内向外螺旋形消毒（2分），直径 15 cm（2分），消毒 2～3 遍（1分）	5	
		戴无菌手套，无菌观念（2分），戴手套熟练度（3分）	5	
		铺无菌洞巾（3分）并固定（2分）	5	
	麻醉穿刺（30分）	检查器械：穿刺针是否通畅（2分），胶管是否漏气及破损（3分）	5	
		核对局麻药物名称（2分），2％利多卡因自皮肤到壁层腹膜的局部浸润麻醉（3分）	5	
		穿刺针橡皮管末端以止血钳夹闭，使之不漏气	4	
		左手固定穿刺部位皮肤，右手持穿刺针自穿刺点垂直进针（3分），然后斜向 45°～60°角进针 1～2 cm（3分），在垂直进针时，若出现真空落空感，表示穿刺成功，停止进针（4分）	10	
		助手用止血钳固定针头，以免损伤腹腔内脏器	4	

续表

项目		具体内容	标准分	分数
操作阶段	麻醉穿刺（30分）	连接 50 mL 注射器或引流袋,松开末端止血钳,抽取腹腔积液(4分),注意观察穿刺液颜色、性状(2分)	6	
	穿刺结束（22分）	穿刺引流完毕后,用止血钳夹闭穿刺针橡皮管末端	4	
		拔出穿刺针,覆盖无菌纱布(2分),按压穿刺点(2分),消毒穿刺点皮肤,然后以胶布固定(2分),大量腹水穿刺后多头腹带加压包扎(2分)	8	
		整理穿刺物品(2分),穿刺液记量、送检(2分)	4	
		帮患者穿好衣服,嘱患者平卧 1～2 小时,如有不适,及时通知医护人员	3	
		整个操作过程熟练	3	
人文关怀		体现在整个操作过程中,与患者交流,注意生命体征变化等	8	
总分			100	

第九章 后穹窿穿刺术

【适应证】

(1)疑有腹腔内出血的患者,如宫外孕、卵巢滤泡破裂、黄体破裂等的辅助诊断。

(2)怀疑腹腔内积液或积脓时,了解积液性质,协助明确诊断;如为腹腔积脓,可以穿刺做病原学检查、穿刺引流及局部药物治疗。

【操作过程】

(1)术前准备:与患者及家属沟通,准备物品,戴好帽子、口罩,嘱患者排空膀胱,协助摆好体位。

(2)打开穿刺包,戴无菌手套。外阴阴道用1%碘伏或安尔碘消毒,铺无菌孔巾。窥器暴露宫颈后再次消毒阴道,宫颈钳钳夹宫颈后唇,碘酒、酒精消毒后穹隆。

(3)取9号长针头接10 mL注射器,检查针头是否通畅,确认针头无阻塞后,左手向前上方牵拉宫颈钳,右手手持注射器在后穹隆中央或稍偏患侧,阴道后壁与后穹隆交界处稍下方、平行宫颈管方向缓缓刺入,当针头穿透阴道壁,出现落空感后(进针2～3 cm)立即抽取液体,如无液体抽出,可以适当改变进针深度和方向或边退针边抽吸,必要时令患者取半卧位,使液体积于后穹隆,以便抽吸。

(4)如抽出脓液或陈旧性血液需要进行相应治疗时,按预定方案进行。

(5)操作结束时轻轻拔出针头,应注意穿刺点有无活动性出血,并可用棉球压迫至血止后取出窥器。

(6)如抽出血液,应使之静置10分钟以上,观察其是否凝集。

(7)如欲行细胞学检查,应立即涂片,待其干燥后以95%酒精固定后送检。

(8)交待术后注意事项。

【评分标准】

表 1-12　后穹隆穿刺术评分标准

项目	具体内容	标准分	得分
术前准备	与患者及家属沟通	5	
	①准备物品,检查是否齐全、完好(5分) ②核对患者姓名、床号,解释手术目的,安抚患者,取得其同意与配合(5分)	10	

项目	具体内容	标准分	得分
术前准备	①操作者戴好口罩、帽子,用消毒洗手液洗手,戴手套(3分) ②嘱患者排空膀胱(3分) ③协助患者摆好膀胱截石位(2分)	8	
操作过程	消毒铺巾等准备: ①外阴常规消毒(5分) ②铺巾(2分) ③阴道检查了解子宫附件情况(5分) ④阴道窥器充分暴露宫颈(2分) ⑤阴道穹窿消毒(3分)	17	
	穿刺操作: ①宫颈钳钳夹宫颈后唇,向前提拉,充分暴露阴道后穹窿,在此消毒(5分) ②用22号针头接5～10 mL注射器,检查针头有无堵塞(5分) ③在后穹窿中央或稍偏病侧,距离阴道后壁与宫颈后唇交界处稍下方平行宫颈管刺入(5分) ④当针穿过阴道壁有落空感(进针深约2 cm)时立即抽吸(5分) ⑤必要时适当改变方向或深浅度(5分)	25	
	根据穿刺情况调整操作及判断结果: ①如无液体抽出,可边退针边抽吸(5分) ②针头拔出后,穿刺点可用棉球按压片刻(5分) ③取下宫颈钳,取出阴道窥器(5分)	15	
总体评价	操作熟练、无菌观念	10	
	关爱理念、仪表、态度	5	
	物品复原整理	5	
总分		100	

第十章 宫腔镜手术

【适应证】

(1)子宫内膜增厚伴有异常子宫出血患者。

(2)子宫内膜息肉药物保守治疗效果欠佳患者。

(3)黏膜下肌瘤不超过 4~5 cm 患者,可分次手术。

(4)宫颈管息肉患者或宫颈息肉蒂部较深易残留复发患者。

(5)不全药物流产。

【禁忌证】

(1)宫颈瘢痕,不能充分扩张者。

(2)子宫屈度过大,宫腔镜不能进入宫底者。

(3)生殖道感染急性期者。

(4)心、肝、肾功能衰竭急性期者。

【操作过程】

(1)连接好无菌器械、膨宫管及光源适配器,确保管路通畅,镜头操作正常,膨宫液内无气泡。

(2)患者取截石位,碘伏消毒外阴、阴道。对术前置入宫颈扩张棒者,助手戴消毒手套进入阴道取出,可避免宫颈扩张棒断裂及残留于宫腔内的弊端,也可以术前利用药物软化宫颈。铺巾后,消毒尿道外口,插金属导尿管导尿。

(3)置入窥器,再次阴道和宫颈消毒,并用宫颈钳钳夹宫颈前唇(后位子宫等情况可钳夹宫颈后唇,便于进入宫腔),探针探宫腔走向及深度,随后扩宫棒逐号扩张宫颈内口,至 10 mm。若宫口紧,扩张困难,仅扩至 9 mm,闭宫器应首先与鞘管一同插入宫颈,以便其前端进一步扩张宫颈内口,一经进入宫腔,即可取出闭宫器,然后置入镜体与手件部分进行操作。进入宫腔后排尽管路内积血,环视宫腔,寻找双侧输卵管开口。确定病变深度及位置后再进行电切。

（4）切除子宫内膜病变应按一定的程序进行。首先用环形电极切割宫底部,此处最难切,又易穿孔,因此必须谨慎操作。宫底又易被切下的组织碎片所遮盖,妨碍视线。处理完宫底,改用环形电极切割宫体病变。先将环形电极推出镜鞘伸至远处,然后按切除深浅或长短距离要求,由远及近地做平行方向切割,先行带鞘回拉顺行切除,然后缓慢放松手柄弹簧,将环形电极移入镜鞘内,再放开脚踏,将组织完全切割下来。切除子宫壁病变,最好先处理前壁,碎组织也可暂时留在宫腔,推向宫底部,后续一并取出。

（5）切割完成后退出电切镜,用卵圆钳或刮匙取出病变碎屑,少量残留子宫内膜碎片于术后数日可自行排出。切除组织做病理学检查。

【评分标准】

表 1-13　宫腔镜子宫内膜息肉电切术评分标准

项目	具体内容	标准分	得分
手术步骤	①患者取截石位,助手戴消毒手套取出宫颈扩张棒 ②常规碘伏棉球消毒外阴、阴道,铺巾 ③贴好电极负极板,将电切调至 80 W,电凝调至 60 W	10	
	①术者刷手后戴消毒手套,置阴道窥器 ②再次消毒阴道,用宫颈钳钳夹宫颈前唇,消毒宫颈管,逐号扩张宫颈内口至手术宫腔镜能够置入	15	
	①安装灌流液导管、电缆导线、光源、适配器,依次安装在操作手柄上,并排净灌流液导管中的气体 ②在插入宫腔之前调焦距、色彩及清晰度,检查负极板 ③打开进、出水开关,置镜	15	

续表

项目	具体内容	标准分	得分
手术步骤	①先进行宫腔镜检查,明确息肉数目、大小、根蒂部位 ②然后将环形电极置于需切除息肉根蒂部的远侧,启动脚踏,在手中感觉到有切割作用时移动切割的手柄或弹簧,切割组织,将环形电极移入镜鞘内,再放开脚踏,取出组织 ③必须确保完整切除根蒂,以免日后复发	40	
	对于多发息肉,也可切割部分息肉后用负压吸引器吸取子宫内膜及息肉,被覆在息肉表面的子宫内膜被吸去,只剩下息肉的间质组织,体积及横径明显缩小,根蒂显露,便于切割。切除组织表面有粗大血管时,应先电凝血管,再切割组织	10	
	术后检视宫腔,电凝出血点止血,出血较多时可于宫腔内放置球囊压迫止血,给予抗生素,同时用宫缩剂、止血剂等;放置的球囊 4~6 小时后应取出	10	
总分		100	

第十一章　腹腔镜基本操作

一、腹腔镜穿刺法

【气腹针协助穿刺法】

于脐上沿皮纹方向切开皮肤 1 cm,两侧巾钳提拉皮肤,由切口处以 90°插入气腹针,有突破感后接一针管,若生理盐水顺利流入,说明穿刺成功,针头在腹腔内。接二氧化碳(CO_2)气腹,腹部明显膨隆后,两侧巾钳提起皮肤,1 cm Trocar(套管针)穿刺,至有突破感后以腹腔镜镜头确认穿刺成功。

【Trocar 直接穿刺法】

于脐上沿皮纹方向切开皮肤 1 cm，两侧巾钳提起腹壁，Trocar 直接穿刺，进入腹腔时有突破感，拔出套管芯，腹腔镜确认穿刺成功后接气腹。

【常规穿刺位点选取】

镜头穿刺位点可选择脐至脐上 4 cm，主要取决于手术术野范围。术者选取左侧反麦氏点作为第一穿刺点，距离第一穿刺点及镜头穿刺点 10 cm 外作为第二穿刺点，避免过近造成器械干扰和筷子效应。

二、腹腔镜下缝合打结

表 1-14　腹腔镜缝合打结评分标准

项目	总分	考核内容及评分标准	实得分数	
准备质量	5分	①仪表端庄，着装整齐，穿洗手衣(1分) ②备齐用物：腔镜模拟器、腹腔镜器械(组织钳、持针器、剪刀)、模拟皮、缝针、丝线、污物桶、利器盒(少一项扣 0.5 分，扣完为止)(2分) ③戴口罩、帽子，规范洗手，佩戴手套(口述即可，少一项扣 0.5 分)(1分) ④汇报比赛项目(1分)		
考核标准	90分	举手示意计时时开始： (1)要求： ①在硅胶制作的模拟皮上完成缝合、打结 ②在模拟皮指定位置缝合、打结(共两处，正针、反针各一次) ③每结要求打一个外科结和一个方结(共打结 3 次) ④整个过程包括缝针抓持、调针、缝合、打结、剪线 ⑤进针和出针部位均在模拟皮指定点上	比赛用时＿秒	罚时＿秒
			折合分数	

项目	总分	考核内容及评分标准	实得分数
考核标准	90分	(2)记分规则： ①考试成绩以时间(秒)计算，并折合成相对应分值 ②进出针位置偏离大于 2 mm 者罚时 10 秒，出针后不得再次进出针 ③打结方向错误一次罚时 10 秒 ④打结过程中局部有张力一次罚时 10 秒 ⑤打结质量：线结过长或过短(3～5 mm)罚时 10 秒；线结松动罚时 20 秒；每处缝针处少打一结罚时 20 秒；少一处缝合打结罚时 30 秒 (3)总时间＝计时秒数＋罚时秒数	
终末质量	5分	①操作熟练，手法正确，连贯性强(2分) ②整理腔镜器械，所用物品放置于原处，台面整洁，无杂乱(一处不符合要求扣 1 分)(3分)	
总分			

第十二章　腹腔镜卵巢囊肿剥除术

【适应证】

(1)卵巢囊肿剥除术，如卵巢巧克力囊肿。

(2)输卵管或卵巢良性肿瘤。

(3)附件肿瘤蒂扭转。

【禁忌证】

(1)合并严重心血管疾病、肺功能不全。

(2)各种类型的肠梗阻及弥漫性腹膜炎。

(3)中晚期妊娠者。

(4)凝血功能障碍，手术禁忌者。

【操作前准备】

（1）常规检查：血常规、凝血系列、尿常规、血型、胸片或胸透、腹部彩超等。

（2）皮肤准备：按腹部或外阴手术常规，特别注意脐部清洁。

（3）肠道准备：告知患者手术日前禁食 6 小时以上，手术日前清洁肠道，必要时灌肠。急症手术可不进行肠道准备。

【操作步骤】

（1）患者取水平仰卧位，麻醉成功后常规消毒皮肤，要求同腹部手术要求，特别注意脐孔及穿刺处。铺无菌巾单。

（2）取下腹脐上缘弧形切口，长约 1 cm，切开皮肤进入气腹针，形成气腹，进入 10 mm 穿刺套管，接入腹腔镜系统，于左下腹分别穿入 5 mm、5 mm 的 Trocar，于右下腹穿入一个 5 mm Trocar。

（3）电凝钩切开患侧卵巢皮质，完整剥除卵巢囊肿。

（4）2-0 可吸收线缝合成形卵巢。

（5）剥除组织用取物袋取出，送快速病理检查。

（6）冲洗腹腔，观察有无渗血，视情况放置盆腔引流管。

（7）清点器械无误后关闭气腹，撤出腹腔镜系统，可吸收线缝合，结束手术。

（8）术后向患者及家属交代术中所见及术后注意事项。

【评分标准】

表 1-15　腹腔镜卵巢囊肿剥除术评分标准

项目	步骤	标准分	得分
评分细则	准备： ①与患者交待病情后，签署手术知情同意书，联系手术室，准备器械	5	
	②皮肤及肠道准备	5	

项目	步骤	标准分	得分
评分细则	操作： ①患者取水平仰卧位，麻醉成功后，常规消毒腹部	15	
	②气腹针穿刺，形成气腹后进入穿刺器	20	
	③探查盆腹腔	5	
	④完整剥除卵巢囊肿，缝合成形卵巢，剥除囊肿组织取出后送快速病理检查	30	
	⑤查无渗出血后关闭穿刺口，必要时留置引流管	10	
	操作综合评价： 总体技术熟练、质量好	10	
总分		100	

第十三章 单纯性外阴炎的处理

【病因】

(1)阴道炎症，分泌物增多，刺激局部皮肤，产生不同程度的外阴炎。

(2)糖尿病患者的糖尿刺激。

(3)穿着紧身裤，空气缺乏流通，易引起外阴感染。

(4)月经期对使用的卫生巾过敏，或者对局部使用的洗浴用品、香水、涂抹药物过敏。

(5)近期不洁性接触史。

(6)缺乏良好的卫生习惯。

【诊断要点】

(1)临床表现：外阴红肿、充血、糜烂，有抓痕；有时可形成溃烂或成片湿疹，自诉局部灼热、瘙痒、疼痛，排尿时更甚，严重者腹股沟淋巴结肿大,压痛,体温可稍升高,白细胞增多。

(2)病史询问:了解患者的卫生习惯、职业、有无糖尿病史,有无药物、化妆品接触史。

(3)检查阴道分泌物有无霉菌、滴虫等。

【处理】

(1)首先去除病因。治疗急性阴道炎症,去除过敏原,清洁局部皮肤。对糖尿病患者,应注意控制血糖水平。

(2)告知患者在急性期少活动,病情较重者应卧床休息。

(3)必要时针对致病菌口服或肌注抗生素。

(4)过敏患者使用抗过敏药物。

(5)局部溃烂者 1:5000 高锰酸钾液坐浴,坐浴后局部可以根据感染情况给予抗生素软膏。

第十四章　外阴及阴道外伤处理

【病因】

外阴及阴道外伤包括外阴及阴道撕裂、血肿,可发生在运动或骑车中之"骑跨伤",亦可发生在初次性交、粗暴性交或姿势不当的性交等。

【诊断要点】

(1)外伤史:局部可见外阴表皮擦伤或撕裂、出血或皮下血肿,皮肤可呈淤血状,有明显肿胀和触痛。

(2)初次性交时,处女膜破裂,仅有轻度疼痒和出血,如处女膜肥厚,则出血较多;绝经后、产褥期或外阴发育不良者可因性交引起外阴和阴道撕裂,暴力性交、强奸更易引起。

(3)严重创伤造成失血过多时可产生失血性休克或贫血症状。

【处理】

(1)处女膜裂伤或阴道黏膜轻度裂伤时局部压迫止血;出血

多,或者有活动性出血者应缝扎止血。同时检查阴道,排除同时存在的阴道壁裂伤。

(2)外阴创伤出血者,应在清洁局部伤口后立即仔细检查,寻找出血部位,及时止血和缝合。

(3)如有血肿形成,直径小于 5 cm 者,局部置冰袋冷敷;血肿无扩大,则 24 小时后可用温水热敷,促进血肿吸收。

(4)如血肿较大或血肿有进行性扩大趋势,需行血肿切开引流,取出血块。仔细止血、缝合。如无活动性出血,可关闭血肿腔,放置引流,12～24 小时后取出,局部加压包扎以防积血,如血肿腔止血困难,可用碘仿纱条填塞,外加压包扎,都可达到止血目的,24～48 小时取出碘仿纱条。

(5)对外阴创伤者,尚需注意损伤有否波及附近脏器;需要进行仔细的阴道检查和盆腔超声检查。

(6)对外阴创伤较重,水肿明显,或行血肿清除术的患者,应告知其减少活动,为保持排尿通畅,必要时需留置导尿管。

第十五章 强奸的处理

【病因】

以暴力胁迫或欺骗,或利用权势等非法手段,未征得妇女同意的性交行为属强奸。当就诊患者主诉遭受强奸时,应立即报警,并由公安部门出具验伤单,行相应查体。检查时要有两名妇产科医师同时参加,如果为男性妇产科医师值班,则需要有一位女性妇产科医师陪同。首先要询问受害经过及陪同求诊者与受害人的关系,然后再进行检查。

【诊断要点】

1.病史

有无非自愿的婚姻以外的性交史。

2.临床表现

受害者大多有搏斗伤痕,特别是在外阴部,见有破损和抓伤痕迹,外阴部、内裤上可有血迹或精斑。常伴处女膜或阴道壁裂伤,可有出血;幼女被奸常有外阴裂伤,轻度红肿和疼痛,严重者裂伤可达肛门。

3.辅助检查

(1)处女膜检查:检查处女膜有无裂痕,是否到达基底部。处女膜破裂者,应按时钟表面记录其部位、深度、裂伤为新鲜或陈旧。但应注意,有时即使插入阴茎,处女膜也未必破裂。

(2)检查外阴部或阴道内有无脱落的阴毛,如检到,应取出保存,以备鉴定。

(3)用棉签分别自子宫颈管及阴道后穹窿拭取分泌物,作为犯罪生物检材,交予警察,同时,留取标本,行阴道感染项目检查。即使强奸后数天,阴道内仍能获得犯罪检材,因此对于遭遇强奸案的受害者,无论时间长短,均应尽量取得阴道拭子,以便取得犯罪生物检材。

【处理】

(1)外阴部和阴道壁的裂伤按常规消毒后缝合处理。

(2)根据生殖道创伤的严重程度与受害者的心理状态,决定是否住院治疗。

(3)如性行为发生在月经周期前半期,则需防止受孕,一般在性行为后72小时内服用紧急避孕药物。

(4)预防性病,包括尖锐湿疣、淋病、HIV,应做阴道分泌物涂片检查阴道感染情况。如未发现异常,可以在下次月经结束后复查阴道分泌物。或者在受害者出现阴道分泌物异常后,立即再次行分泌物检测。对有可能感染HIV的受害者,需要及时进行阻断性治疗[2],尽量在暴露2小时之内开始,最晚不超过72小时。

(5)应如实详细记录病史和检查所见,法律问题应由司法机关与法医处理。

第十六章　阴道内异物

【病因】

(1)儿童因好奇将果核、豆荚、小瓶盖、别针、蜡笔等放入阴道。

(2)手淫时于阴道内放置异物。

(3)企图堕胎,将堕胎的物品放入阴道。

(4)手术或治疗后,将阴道内填塞的纱布、棉球等敷料遗留在阴道内。

(5)突然因外力或侵害后,异物嵌入阴道,如从高处跌下,骑坐在尖的突起物上。

【诊断要点】

(1)白带增多:伴腐臭气味,或因损伤所出现的白带常带血或为不规则的阴道出血,甚至可发生大量阴道出血。

(2)疼痛:损伤严重或有广泛感染者则有剧烈疼痛。

(3)询问病史:有时因年幼、精神失常、隐瞒病情等情况,需提高警惕,细心、耐心取得患者与家属的信任与合作。

(4)妇科检查:对幼女做肛检时可触及异物,活动度、形态、硬度可因异物类别不同而异,应与宫颈、阴道葡萄状肉瘤相鉴别。必要时,可在取得父母同意后在全麻下用长鼻镜或小型宫腔镜窥视阴道。

(5)对可疑穿通至膀胱或直肠的异物,应进行超声或 CT 检查,确定异物位置。

【处理】

(1)取出异物:对已婚妇女,一般不难取出,但对有嵌顿的锐性异物,或幼女、处女,可在麻醉和严密消毒下取出异物;当有损伤、出血时,应及时缝合。

(2)阴道黏膜损伤严重且有明显水肿溃破时,取阴道分泌物检测病原微生物,局部消毒冲洗,如无明显出血,口服抗生素。

(3)对异物可疑穿通至膀胱或直肠者,需有相关科室医务人员共同至手术室,手术治疗。不可轻易取出。

第十七章 附件扭转

【病因】

附件肿瘤包括卵巢肿瘤、输卵管系膜囊肿。附件囊肿蒂扭转为常见的妇科急腹症,约10%卵巢肿瘤可发生蒂扭转。其好发于瘤蒂较长、中等大、活动度良好、重心偏于一侧的肿瘤,如成熟畸胎瘤。常在体位突然改变,或妊娠期、产褥期子宫大小、位置改变时发生蒂扭转。

卵巢肿瘤扭转蒂部由骨盆漏斗韧带、卵巢固有韧带和输卵管组成。发生急性扭转后,因静脉回流受阻,瘤内充血或血管破裂致瘤内出血,导致瘤体迅速增大。若动脉血流受阻,肿瘤可发生坏死、破裂和继发感染。蒂扭转的典型症状是体位改变后突然发生一侧下腹剧痛,常伴恶心、呕吐甚至休克。双合诊检查可扪及压痛的肿块,以蒂部最明显。有时不全扭转可自然复位,腹痛随之缓解。

【诊断要点】

1.病史

患者有下腹肿块史。

2.临床表现

(1)症状:突然出现下腹一侧剧烈阵发性疼痛,伴恶心、呕吐,然后转为全下腹胀痛。扭转有时可自行复位,疼痛亦随之缓解,但易再发。

(2)体征:低热,下腹压痛、肌紧张。妇科检查,早期可于子宫前方触及囊性光滑的肿块,肿块活动,与子宫相连的蒂部位有固定压痛。晚期,整个肿块压痛、不活动,与子宫界限难分清,表示囊肿缺血坏死、粘连。

3.辅助检查

（1）血常规：白细胞数值早期正常，晚期可能升高。

（2）影像学检查：经腹超声是首选的影像学方法，其敏感度为92％，特异度为96％。超声多提示卵巢增大和水肿，彩色多普勒超声（彩超）下卵巢血流减少或消失是扭转发生的重要特征，但附件区血流供应正常也不能作为排除蒂扭转的依据。CT和MRI多表现为卵巢不对称增大、子宫偏向患侧、盆腔积液。对于绝经后女性急腹症，也应考虑卵巢囊肿可能，并尽早完善经阴道彩超检查。

4.鉴别诊断

（1）输卵管炎：可有急性腹痛及盆腔肿块；肿块为双侧性，宫颈可举痛；发病早期即有高热，白细胞升高。

（2）输卵管妊娠：有停经、早孕反应史，腹部剧痛，妊娠试验阳性。超声发现输卵管部位面包圈征。

（3）子宫浆膜下肌瘤扭转：肿块呈实质感，硬且高低不平；多与子宫前后壁相连，随子宫颈上下移动。

（4）急性阑尾炎：有转移性右下腹痛史，麦氏点压痛、反跳痛；妇科检查，肿块位于右侧附件之上方，不活动；发病早期白细胞总数及中性多核升高，伴体温升高。

【处理】

治疗原则是一经确诊，尽快行手术。

术时注意点：随着对卵巢囊肿蒂扭转认识的提高，研究表明卵巢囊肿蒂扭转术后肺栓塞发生率仅为0.2％，扭转后复位不增加血栓栓塞事件的发病率[3]。即使术中发现卵巢出现缺血及坏死表现，术后3个月卵巢组织都能恢复正常血流供应，90％以上的卵巢功能得以恢复。推荐卵巢囊肿蒂扭转一旦确诊应尽早手术，术中尽量保留卵巢组织，不建议行卵巢切除术[4]。复发性卵巢囊肿蒂扭转可以考虑行卵巢固定术。

如有恶性可疑，术时冰冻切片检查；切除的肿瘤应送病理组织学检查。如患者年轻,仅有一侧卵巢,应尽力保留卵巢组织。

妊娠早期孕妇,妊娠黄体扭转切除后,术后应用黄体酮替代治疗,以免发生流产。

青少年附件扭转的治疗原则与成人不同[5]。

第十八章　附件肿瘤的破裂与出血

【病因】

约3%卵巢肿瘤可能会发生破裂,有自发性破裂和外伤性破裂。自发性破裂常因肿瘤浸润性生长穿破囊壁所致。外伤性破裂则在腹部受重击、分娩、性交、盆腔检查及穿刺后发生。症状轻重取决于破裂口大小、流入腹腔囊液的量和性质。小的囊肿或单纯浆液性囊腺瘤破裂时,患者仅有轻度腹痛;大囊肿或畸胎瘤破裂后,患者常有剧烈腹痛伴恶心呕吐。破裂也可导致腹腔内出血、腹膜炎及休克。体征有腹部压痛、腹肌紧张,可有腹腔积液征,盆腔原存在的肿块消失或缩小。

诊断肿瘤破裂后应立即手术,术中尽量吸净囊液,并涂片行细胞学检查;彻底清洗盆腔与腹腔。切除的标本送病理学检查。

【诊断要点】

1.病史

有附件包块史、外伤史。

2.临床表现

(1)症状:突然发生的剧烈腹痛,伴恶心、呕吐,甚至休克,见于成熟囊性畸胎瘤、囊内容物刺激性强烈、囊液流出量多者。轻度腹痛常见于浆液性或黏液性囊腺瘤破裂。

(2)内出血症状:弥漫性腹痛、二便频数感、恶心呕吐、头昏眼花、口干心悸、昏厥,提示破裂撕裂大血管。

(3)体征:轻型,肿瘤局部轻压痛,瘤体存在;重型,一侧腹部压痛明显、移动性浊音阳性,妇科检查肿瘤缩小、张力降低,或肿瘤不可及。面色苍白、脉细数、血压下降。

3.辅助检查

(1)血常规:血红蛋白减少,提示内出血量多。

(2)影像学检查:超声可见腹腔游离液体,部分患者可见边界不规则的囊性包块。

【处理】

1.处理原则

卵巢囊肿破裂出血常发生于滤泡囊肿或黄体囊肿,囊内出血导致囊肿迅速增大或出现腹膜刺激征,多数保守观察或经止血药物治疗成功。如出现以下任一情况,包括卵巢血供受阻、腹腔大量出血、血红蛋白浓度急剧降低、失血性休克、症状持续 48 小时以上,或考虑合并卵巢囊肿破裂,推荐手术治疗。

2.手术方式

手术以腹腔镜手术为首选。先吸去腹腔液及囊液,立即止血。如为良性肿瘤,可单纯行囊肿切除。如为恶性肿瘤,则按恶性肿瘤处理。

3.术后

纠正贫血,防止感染。

第十九章　子宫肌瘤扭转

【病因】

子宫肌瘤扭转见于浆膜下有蒂肌瘤,蒂扭转,引起血供障碍。扭转轻,蒂内静脉回流受阻,动脉血继续流入,使肌瘤膨胀,引起持续性胀痛;绞窄严重则导致肌瘤溶血坏死或蒂部断裂肌瘤为大网膜所包裹,形成寄生瘤。

【诊断要点】

1.病史

有肌瘤病史。

2.临床表现

突然发生的腹痛,可伴恶心呕吐,一般无发热。

3.妇检

盆腔有实质性硬块,与子宫相近,有蒂相连,不能分离、活动;有压痛,以蒂部最明显。

4.辅助检查

(1)盆腔超声:盆腔有实质性肿块,与子宫相近,可见双侧卵巢,大小正常,可排除卵巢肿瘤。

(2)腹腔镜检:可见带蒂肌瘤,扭转。

【治疗】

手术治疗,一旦确诊,宜尽快手术,行肌瘤摘除术;年老患者,肌瘤为多发性,可同时做子宫切除术。

第二十章　痛经

原发性痛经占痛经90％以上,发生主要与月经来潮时子宫内膜前列腺素含量增高有关。

原发性痛经的诊断需与生殖器器质性病变引起的继发性痛经相鉴别。治疗主要是心理疏导、对症治疗和使用前列腺素合成酶抑制剂。

痛经为最常见的妇科症状之一,指行经前后或月经期出现下腹部疼痛、坠胀,伴有腰酸或其他不适。症状严重者可影响生活和工作。痛经分为原发性和继发性两类,原发性痛经指生殖器无器质性病变的痛经,占痛经的90％以上,发生主要与月经来潮时子宫内膜前列腺素含量增高有关,治疗主要包括心理疏导、对症治疗和使用前列腺素合成酶抑制剂;继发性痛经指由盆腔器质性疾病引起的痛经。本节仅叙述原发性痛经。

【病因】

原发性痛经的发生主要与月经来潮时子宫内膜前列腺素量

增高有关。前列腺素(prostaglandin $F_{2\alpha}$, $PGF_{2\alpha}$)含量高可引起子宫平滑肌过强收缩,血管挛缩,造成子宫缺血、乏氧状态而出现痛经。增多的前列腺素进入血液循环,还可引起心血管和消化道等症状。血管加压素、内源性缩宫素以及β内啡肽等物质的增加也与原发性痛经有关。此外,原发性痛经还受精神、神经因素影响,疼痛的主观感受也与个体痛阈有关。无排卵的增殖期子宫内膜因无孕酮刺激,所含前列腺素浓度很低,通常不会发生痛经。

【临床表现】

主要特点:①原发性痛经在青春期多见,常在初潮后1～2年内发病;②疼痛多自月经来潮后开始,最早出现在经前12小时,以行经第1日疼痛最剧烈,持续2～3日后缓解,疼痛常呈痉挛性,通常位于下腹部耻骨上,可放射至腰部和大腿内侧;③可伴有恶心、呕吐、腹泻、头晕、乏力等症状,严重时面色发白、出冷汗;④妇科检查无异常发现。

【诊断与鉴别诊断】

根据月经期下腹坠痛、妇科检查无阳性体征可作出临床诊断。诊断时需与子宫内膜异位症、子宫腺肌病、盆腔炎性疾病引起的继发性痛经相鉴别。继发性痛经常在初潮后数年方出现症状,多有妇科器质性疾病史或宫内节育器放置史,妇科检查有异常发现,必要时可行腹腔镜检查加以鉴别。

【治疗】

1.一般治疗

应重视心理治疗,向患者说明月经时的轻度不适是生理反应,消除紧张和顾虑可缓解疼痛。足够的休息和睡眠、规律而适度的锻炼、戒烟均对缓解疼痛有一定的帮助。疼痛不能忍受时可辅以药物治疗。

2.药物治疗

(1)前列腺素合成酶抑制剂:通过抑制前列腺素合成酶的活性,减少前列腺素产生,防止过强子宫收缩和痉挛,从而减轻或消除痛经。该类药物治疗有效率可达 80%。月经来潮即开始服用药物效果佳,连服 2～3 日。常用药物有布洛芬、酮洛芬、甲氯芬那酸、双氯芬酸、甲芬那酸、萘普生等。

(2)口服避孕药:通过抑制排卵减少月经期前列腺素含量,适用于要求避孕的痛经妇女,有效率达 90% 以上。

(3)对痛经严重并有恶心呕吐症状的患者,可以使用吲哚美辛栓肛入,缓解症状。

第二十一章　急性盆腔炎症性疾病

盆腔炎性疾病是常见的女性上生殖道感染性疾病。病原体包括外源性病原体与内源性病原体,常为混合感染。轻者无症状或仅有下腹痛、阴道分泌物增多;重者有发热或伴消化和泌尿系统症状。妇科检查为最低标准,实验室检查为附加标准,病理或影像学检查为特异标准。抗生素是主要治疗手段,必要时手术治疗[6]。

【病因】

盆腔炎性疾病(pelvic inflammatory disease,PID)指女性上生殖道的一组感染性疾病,主要包括子宫内膜炎、输卵管炎、输卵管卵巢脓肿及盆腔腹膜炎。炎症可局限于一个部位,也可同时累及几个部位,以输卵管炎、输卵管卵巢炎最常见。

盆腔炎性疾病的病原体有外源性及内源性两个来源,两种病原体可单独存在,但通常为混合感染,可能是外源性的衣原体;或者淋病奈瑟菌感染造成输卵管损伤后,容易继发内源性的需氧菌及厌氧菌感染。

(1)沿生殖道黏膜上行蔓延:病原体侵入外阴、阴道后,或阴道内的病原体沿子宫颈黏膜、子宫内膜、输卵管黏膜,蔓延至卵巢及腹腔,是非妊娠期、非产褥期盆腔炎性疾病的主要感染途径。淋病奈瑟菌、沙眼衣原体及葡萄球菌等常沿此途径扩散。

（2）经淋巴系统蔓延：病原体经外阴、阴道、子宫颈及宫体创伤处的淋巴管侵入盆腔结缔组织及内生殖器其他部分，是产褥感染、流产后感染及放置宫内节育器后感染的主要感染途径。链球菌、大肠埃希菌、厌氧菌多沿此途径蔓延。

（3）经血液循环传播：病原体先侵入人体的其他系统，再经血液循环感染生殖器，为结核菌感染的主要途径。

（4）直接蔓延：腹腔其他脏器感染后，直接蔓延到内生殖器，如阑尾炎可引起右侧输卵管炎。

【临床表现】

本病患者可因炎症轻重及范围大小而有不同的临床表现。轻者无症状或症状轻微，常见症状为下腹痛、阴道分泌物增多。腹痛为持续性，活动或性交后加重。若病情严重，可出现发热甚至高热、寒战、头痛、食欲缺乏。月经期发病可出现经量增多、经期延长。若有腹膜炎，可出现消化系统症状如恶心、呕吐、腹胀、腹泻等。伴有泌尿系统感染可有尿急、尿频、尿痛症状。若有脓肿形成，可有下腹包块及局部压迫刺激症状；包块位于子宫前方可出现膀胱刺激症状，如排尿困难、尿频，若引起膀胱肌炎，还可有尿痛等；包块位于子宫后方可有直肠刺激症状，出现腹泻、里急后重感和排便困难。若有输卵管炎的症状及体征，且同时有右上腹疼痛者，应怀疑肝周围炎。

患者体征差异较大，轻者无明显异常发现，或妇科检查仅发现子宫颈举痛或宫体压痛或附件区压痛。严重病例呈急性病容，体温升高，心率加快，下腹部有压痛、反跳痛及肌紧张，甚至出现腹胀，肠鸣音减弱或消失。

妇科检查：阴道可见脓性臭味分泌物；子宫颈充血、水肿，将子宫颈表面分泌物拭净，若见脓性分泌物从子宫颈口流出，说明子宫颈管黏膜或宫腔有急性炎症，子宫颈举痛；宫体稍大，有压痛，活动受限；子宫两侧压痛明显，若为单纯输卵管炎，可触及增粗的输卵管，压痛明显；若为输卵管积脓或输卵管卵巢脓肿，可触及包块且压痛明显,不活动;宫旁结缔组织炎时,可扪及宫旁一侧或两侧片状增厚,或两侧宫骶韧带高度水肿、增粗,压痛明显;当有盆腔脓肿形成且位置较低时,则后穹隆触痛明显,可在子宫直肠陷窝处触及包块,并可有波动感,三合诊检查更有利于了解盆腔脓肿的情况及与邻近器官的关系。

【诊断要点】

临床正确诊断盆腔炎性疾病比较困难,而延误诊断又导致盆腔炎性疾病后遗症发生。2015 年美国疾病预防与控制中心(Centers for Disease Control and Prevention,CDC)推荐的盆腔炎性疾病的诊断标准如表 1-16 所示。

表 1-16　盆腔炎性疾病的诊断标准(美国 CDC 诊断标准,2015 年)

标准	诊断
最低标准 (minimum criteria)	子宫颈举痛或子宫压痛或附件区压痛
附加标准 (additional criteria)	①体温超过 38.3 ℃(口表) ②子宫颈异常黏液脓性分泌物或脆性增加 ③阴道分泌物湿片出现大量白细胞 ④红细胞沉降率升高 ⑤血液 C-反应蛋白升高 ⑥实验室证实的子宫颈淋病奈瑟菌或衣原体阳性
特异标准 (specific criteria)	子宫内膜活检组织学证实子宫内膜炎;阴道超声或磁共振检查显示输卵管增粗,输卵管积液,伴或不伴盆腔积液、输卵管卵巢肿块;腹腔镜检查发现盆腔炎性疾病征象

最低诊断标准提示,性活跃的年轻女性或具有性传播疾病的高危人群,若出现下腹痛,并可排除其他引起下腹痛的原因,妇科检查符合最低诊断标准,即可给予经验性抗生素治疗。附加标准可增加最低诊断标准的特异性,多数盆腔炎性疾病患者有子宫颈

黏液脓性分泌物,或阴道分泌物 0.9％氯化钠溶液湿片中见到大量白细胞;若子宫颈分泌物正常并且阴道分泌物镜下见不到白细胞,则盆腔炎性疾病的诊断需慎重,应考虑其他引起腹痛的疾病。阴道分泌物检查还可同时发现是否合并阴道感染,如细菌性阴道病及滴虫阴道炎。

辅助检查:①血常规:急性期可以有白细胞及中性多核细胞升高。②阴道病原微生物检查可查及致病菌。

【处理】

主要为抗生素药物治疗,必要时行手术治疗。抗生素治疗可清除病原体,改善症状及体征,减少后遗症。经恰当的抗生素积极治疗,绝大多数盆腔炎性疾病能彻底治愈。抗生素的治疗原则为经验性、广谱、及时和个体化。初始治疗往往根据病史、临床表现以及当地的流行病学推断病原体,给予经验性抗生素治疗。由于盆腔炎性疾病的病原体多为淋病奈瑟菌、衣原体,以及需氧菌、厌氧菌的混合感染,需氧菌及厌氧菌又有革兰阴性及革兰阳性之分,故抗生素的选择应涵盖以上病原体,选择广谱抗生素或联合用药。根据药敏试验选用抗生素较合理,但通常需在获得实验室结果后才能给予。在盆腔炎性疾病诊断 48 小时内及时用药将明显减少后遗症的发生。具体选用的方案根据医院的条件、患者的病情及接受程度、药物有效性及性价比等综合考虑,选择个体化治疗方案。

第二十二章　异常子宫出血

异常子宫出血(abnormal uterine bleeding,AUB)是妇科常见的症状和体征,指与正常月经的周期频率、规律性、经期长度、经期出血量中的任何一项不符、源自子宫腔的异常出血。根据出血时间,异常子宫出血可分为经间期出血、不规则子宫出血、突破性出血。根据发病急缓可分为慢性和急性两类。妇产科急诊常见的异常子宫出血以无排卵性异常子宫出血为主。

【病因】

无排卵性异常子宫出血常见于青春期、绝经过渡期，生育期也可发生。各种原因引起的无排卵均可导致子宫内膜受单一雌激素作用而无孕酮对抗，从而引起雌激素突破性出血。雌激素突破性出血有两种类型：①雌激素缓慢累积，维持在阈值水平，可发生间断性少量出血，内膜修复慢，出血时间长；②雌激素累积维持在较高水平，子宫内膜持续增厚，但因无孕激素作用，脆弱脱落而局部修复困难，临床表现为少量出血淋漓不断或一段时间闭经后大量出血。

【诊断要点】

1.病史

少数无排卵妇女可有规律的月经周期，临床上称无排卵月经。但多数不排卵女性表现为月经紊乱，即失去正常周期和出血自限性，出血间隔时间不一，短者几日，长者数月，常误诊为闭经。患者出血量不一，出血量少者只有点滴出血，多者大量出血，不能自止，导致贫血或休克。

2.临床表现

(1)症状：经量多，伴血块，或淋漓不净，经期超过 10 天。有头昏、眼花。无腹痛、恶心呕吐。

(2)体征：贫血面容，口唇、睑结膜苍白。外阴有大量血迹，可见血液自阴道流出。宫颈光滑，宫体大小正常或稍小；附件无肿块，盆腔无压痛。

3.辅助检查

(1)全血细胞计数、凝血功能检查。

(2)尿妊娠试验或血 hCG 检测，排除妊娠相关疾病。

(3)超声检查：了解子宫内膜厚度及回声，以明确有无宫腔占位性病变及其他生殖道器质性病变等。

4.鉴别诊断

(1)全身性疾病如血液病、肝功能损害、甲状腺功能亢进或减退等。通过检查血常规、肝功能和甲状腺激素等得以鉴别。

(2)异常妊娠或妊娠并发症:如流产、异位妊娠、葡萄胎、子宫复旧不良、胎盘残留等。

(3)生殖器感染:如急性或慢性子宫内膜炎、子宫肌炎等。

(4)生殖器肿瘤:如子宫内膜癌、子宫颈癌、子宫肌瘤、卵巢肿瘤、滋养细胞肿瘤等。

(5)生殖道损伤:如阴道裂伤出血、阴道异物等。

(6)性激素类药物使用不当、宫内节育器或异物引起的异常子宫出血。

【处理】

治疗原则是出血期止血并纠正贫血,血止后调整周期预防子宫内膜增生。常用性激素药物止血和调整月经周期。出血期可辅以促凝血和抗纤溶药物,促进止血。必要时手术治疗。

1.止血

(1)性激素为首选药物,尽量使用最低有效剂量,为尽快止血而药量较大时,应及时合理调整剂量,治疗过程严密观察,以免因性激素应用不当而引起医源性出血。

1)孕激素:止血机制是使雌激素作用下持续增生的子宫内膜转化为分泌期,停药后内膜脱落完全,故又称"子宫内膜脱落法"或"药物刮宫",适用于体内已有一定水平雌激素的患者,以及血红蛋白大于 80 g/L 生命体征稳定的患者。因停药后短期内必然会引起撤药性出血,故不适用于严重贫血者。

2)雌激素:又称子宫内膜修复法,应用大剂量雌激素可迅速提高血雌激素水平,促使子宫内膜生长,短期内修复创面而止血,适用于血红蛋白低于 80 g/L 的青春期患者。止血有效剂量与患者内源性雌激素水平有关,具体用量按出血量多少决定。

3)首选口服药物,根据出血量和患者状态决定初治用药间隔和用药剂量。

4)复方短效口服避孕药:适用于长期而严重的无排卵出血。

5)孕激素内膜萎缩法:高效合成孕激素可使内膜萎缩,达到止血目的,此法不适用于青春期患者。

6)雄激素:雄激素有拮抗雌激素的作用,能增强子宫平滑肌及子宫血管张力,减轻盆腔充血而减少出血量,但大出血时雄激素不能立即改变内膜脱落过程,也不能使其立即修复,单独应用止血效果不佳。

7)GnRH-α:也可用于止血目的。

(2)刮宫术:刮宫可迅速止血,并具有诊断价值,适用于大量出血且药物治疗无效需立即止血或需要子宫内膜组织学检查的患者。刮宫术可了解内膜病理,排除恶性病变,对于绝经过渡期及病程长的生育期患者,应首先考虑刮宫术,对无性生活史青少年,除非要除外子宫内膜癌,否则不行刮宫术。对于超声提示宫腔内异常者,可在宫腔镜下活检,以提高诊断率。

2.调节周期

对于无排卵性异常子宫出血的患者,止血只是治疗的第一步,几乎所有患者都需要调整周期。调整月经周期是治疗的根本,也是巩固疗效、避免复发的关键。调整周期的方法根据患者的年龄、激素水平、生育要求等而有所不同。

第二十三章 异位妊娠

异位妊娠是指受精卵种植在子宫腔以外的部位,是妇产科常见的内生殖器官出血性疾病。最常见的是输卵管妊娠,其他的有卵巢妊娠、腹腔妊娠、宫颈妊娠及子宫残角妊娠等。95%的异位妊娠为输卵管妊娠,典型临床表现为停经、腹痛、阴道流血。

输卵管妊娠(tubal pregnancy)以壶腹部妊娠最多见,约占78%。其次为峡部,伞部、间质部妊娠较少见。另外,在偶然情况下,可见输卵管同侧或双侧多胎妊娠,或宫内与宫外同时妊娠,尤其多见于辅助生殖技术和促排卵受孕者。

【病因】

1.输卵管炎症

输卵管炎症是输卵管妊娠的主要病因,可分为输卵管黏膜炎和输卵管周围炎。

2.输卵管妊娠史或手术史

曾有输卵管妊娠史,不管是经过保守治疗后自然吸收,还是接受输卵管保守性手术,再次异位妊娠的概率达10%。有输卵管绝育史及手术史者,输卵管妊娠的发生率为10%~20%。

3.输卵管发育不良或功能异常

输卵管过长、肌层发育差、黏膜纤毛缺乏、双输卵管、输卵管憩室或有输卵管副伞等,均可造成输卵管妊娠。

4.辅助生殖技术

近年来,由于辅助生殖技术的应用,输卵管妊娠发生率增加,既往少见的异位妊娠,如卵巢妊娠、宫颈妊娠、腹腔妊娠的发生率增加。

5.避孕失败

避孕失败包括宫内节育器避孕失败、口服紧急避孕药失败,发生异位妊娠的机会较大。

6.其他

子宫肌瘤或卵巢肿瘤压迫输卵管,影响输卵管管腔的通畅性,使受精卵运行受阻。输卵管子宫内膜异位可增加受精卵着床于输卵管的可能性。

【临床表现】

输卵管妊娠的临床表现与受精卵着床部位、是否流产或破裂,以及出血量多少和时间长短等有关。在输卵管妊娠早期,若尚未发生流产或破裂,常无特殊临床表现,其过程与早孕或先兆流产相似。

1.症状

典型症状为停经、腹痛与阴道流血,即异位妊娠三联征。

(1)停经:患者多有 6~8 周停经史,但输卵管间质部妊娠停经时间较长。还有 20%~30%患者无停经史,而把异位妊娠的不规则阴道流血误认为月经出血,或由于月经过期仅数日而不认为是停经。

(2)腹痛:是输卵管妊娠患者的主要症状,占 95%。输卵管妊娠发生流产或破裂之前,由于胚胎在输卵管内逐渐增大,常表现为一侧下腹部隐痛或酸胀感。当发生输卵管妊娠流产或破裂时,突感一侧下腹部撕裂样疼痛,常伴恶心、呕吐。若血液局限于病变区,主要表现为下腹部疼痛,当血液积聚于直肠子宫陷凹时,可出现肛门坠胀感。随着血液由下腹部流向全腹,疼痛可由下腹部向全腹扩散,血液刺激膈肌,可引起肩胛部放射性疼痛及胸部疼痛。

(3)阴道流血:占 60%~80%,胚胎死亡后,常有不规则阴道流血,色暗红或深褐,量少呈点滴状,一般不超过月经量,少数患者阴道流血量较多,类似月经。阴道流血可伴蜕膜管型或蜕膜碎片排出,是子宫蜕膜剥离所致。阴道流血常常在病灶去除后或绒毛滋养细胞完全坏死吸收后方能停止。

(4)晕厥与休克:由于腹腔内出血及剧烈腹痛,轻者出现晕厥,严重者出现失血性休克。出血量越多、越快,症状出现越迅速、严重,但与阴道流血量不成正比。

(5)腹部包块:输卵管妊娠流产或破裂时所形成的血肿时间较久者,由于血液凝固并与周围组织或器官(如子宫、输卵管、卵巢、肠管或大网膜等)发生粘连而形成包块,包块较大或位置较高者,腹部可扪及。

2.体征

(1)一般情况:当腹腔出血不多时,血压可代偿性轻度升高;当腹腔出血较多时,可出现面色苍白、脉搏快而细弱、心率增快和血压下降等休克表现。通常体温正常,休克时体温略低,腹腔内血液吸收时体温略升高,但不超过 38 ℃。

(2)腹部检查:下腹有明显压痛及反跳痛,尤以患侧为著,但腹肌紧张轻微。出血较多时,叩诊有移动性浊音。有些患者下腹可触及包块,若反复出血并积聚,包块可不断增大变硬。

(3)妇科检查:阴道内常有来自宫腔的少许血液。输卵管妊娠未发生流产或破裂者,除子宫略大、较软外,仔细检查可触及胀大的输卵管及轻度压痛。输卵管妊娠流产或破裂者,阴道后穹窿饱满,有触痛。将宫颈轻轻上抬或向左右摆动时引起剧烈疼痛,称为宫颈举痛或摇摆痛,此为输卵管妊娠的主要体征之一,是因腹膜刺激加重所致。内出血多时,检查子宫有漂浮感。子宫一侧或其后方可触及肿块,其大小、形状、质地常有变化,边界多不清楚,触痛明显。病变持续较久时,肿块机化变硬,边界亦渐清楚。输卵管间质部妊娠时,子宫大小与停经月份基本符合,但子宫不对称,一侧角部突出,破裂所致的征象与子宫破裂极相似。

【诊断】

输卵管妊娠未发生流产或破裂时,临床表现不明显,诊断较困难,需采用辅助检查方能确诊。诊断流程见图 1-4。由于血 hCG 检测和经阴道超声检查的应用,很多异位妊娠在发生流产或破裂前得到及早的诊断。

输卵管妊娠流产或破裂后,诊断多无困难。若有困难,应严密观察病情变化,若阴道流血淋漓不断,腹痛加剧,盆腔包块增大以及血红蛋白呈下降趋势等,有助于确诊。必要时可采用下列检查方法协助诊断。

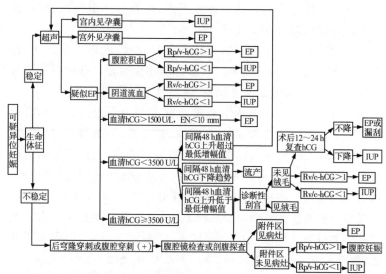

注:EP:异位妊娠;EN:子宫内膜厚度;IUP:宫内妊娠;Rp/v-hCG:腹腔血与静脉血hCG比值;Rv/c-hCG:静脉血与阴道血hCG比值。

图 1-4 输卵管妊娠诊断流程

（1）超声检查:超声检查对异位妊娠诊断必不可少,还有助于明确异位妊娠部位和大小,经阴道超声检查较经腹部超声检查准确性高。异位妊娠的声像特点为宫腔内未探及妊娠囊。若宫旁探及异常低回声区,且见卵黄囊、胚芽及原始心管搏动,可确诊异位妊娠;若宫旁探及混合回声区,子宫直肠窝有游离暗区,虽未见胚芽及胎心搏动,也应高度怀疑异位妊娠;即使宫外未探及异常回声,也不能排除异位妊娠。由于子宫内有时可见假妊娠囊（蜕膜管型与血液形成）,应注意鉴别,以免误诊为宫内妊娠。子宫直肠窝积液也不能诊断异位妊娠。超声检查与血 hCG 测定相结合,对异位妊娠的诊断帮助更大。

（2）hCG 测定:尿或血 hCG 测定对早期诊断异位妊娠至关重要。异位妊娠时,体内 hCG 水平较宫内妊娠低,但超过 99% 的异位妊娠患者 hCG 阳性,除非极少数陈旧性宫外孕可表现为阴性结果。血 hCG 阳性,若经阴道超声可以见到孕囊、卵黄囊,甚至胚芽的部位,即可明确宫内或异位妊娠;若经阴道超声未能在宫内或宫外见到孕囊或胚芽,则为不明部位妊娠(pregnancy of unknown location,PUL),需警惕异位妊娠的可能。

(3)血清孕酮:测定血清孕酮对预测异位妊娠意义不大。

(4)腹腔镜检查:腹腔镜检查不再是异位妊娠诊断的"金标准",且有 3%～4% 的患者因妊娠囊过小而被漏诊,也可能因输卵管扩张和颜色改变而误诊为异位妊娠,目前很少将腹腔镜作为检查的手段,而更多作为手术治疗。

(5)经阴道后穹窿穿刺:是一种简单可靠的诊断方法,适用于疑有腹腔内出血的患者。腹腔内出血最易积聚于直肠子宫陷凹,即使出血量不多,也能经阴道后穹窿穿刺抽出血液。抽出暗红色不凝血液说明有腹腔积血。若穿刺针头误入静脉,则血液较红,将标本放置 10 分钟左右即可凝结。当无内出血、内出血量很少、血肿位置较高或直肠子宫陷凹有粘连时,可能抽不出血液,因此阴道后穹窿穿刺阴性不能排除输卵管妊娠。

(6)诊断性刮宫:很少应用,适用于与不能存活的宫内妊娠的鉴别诊断和超声检查不能确定妊娠部位者。将宫腔排出物或刮出物做病理检查,切片中见到绒毛可诊断为宫内妊娠;仅见蜕膜未见绒毛有助于诊断异位妊娠。

【治疗】

异位妊娠的治疗包括手术治疗、药物治疗和期待治疗[7,8]。

手术治疗适用于:①生命体征不稳定或有腹腔内出血征象者;②异位妊娠有进展者(如血 hCG＞3000 U/L 或持续升高、有胎心搏动、附件区包块等);③随诊不可靠者;④药物治疗禁忌证或无效者;⑤持续性异位妊娠者。

第二十四章　紧急避孕

【定义】

无保护性生活后或避孕失败后几小时或几日内,妇女为防止非意愿性妊娠的发生而采用的补救避孕法,称为紧急避孕。其包括放置含铜宫内节育器和口服紧急避孕药。

【适应证】

(1)避孕失败,包括阴茎套破裂、滑脱;未能做到体外排精;错误计算安全期;漏服短效口服避孕药;宫内节育器脱落。

(2)性生活未使用任何避孕措施。

(3)遭受性暴力。

【方法】

1.宫内节育器

带铜宫内节育器可用于紧急避孕,特别适合希望长期避孕而且符合放置节育器者,以及对激素应用有禁忌证者。在无保护性生活后 5 天(120 小时)之内放入,有效率达 95% 以上。

2.紧急避孕药种类及用法

紧急避孕药主要有雌、孕激素复方制剂,单孕激素制剂及抗孕激素制剂三大类。

(1)雌、孕激素复方制剂:我国现有复方左炔诺孕酮片,含炔雌醇 30 μg、左炔诺孕酮 150 μg,剂量显著降低。服用方法:在无保护性生活后 72 小时内即服 4 片,12 小时后再服 4 片。

(2)单孕激素剂:现有左炔诺孕酮片,含左炔诺孕酮 0.75 mg。无保护性生活 72 小时内服 1 片,12 小时后重复服 1 片。正确使用的妊娠率仅 4%。

(3)抗孕激素制剂:目前,国内使用的抗孕激素制剂为米非司酮(mifepristone)片,在无保护性生活 120 小时之内服用米非司酮 10 mg 即可。其有效率约为 85%。

【不良反应】

服药后患者可能出现恶心、呕吐、不规则阴道流血及月经紊乱,一般不需处理。若月经延迟 1 周以上,需排除妊娠。米非司酮片不良反应少而轻。

紧急避孕仅对一次无保护性生活有效,避孕有效率也明显低于常规避孕方法,且紧急避孕药激素剂量大,不良反应亦大,不能替代常规避孕。

第二篇 产科

第一年轮转培训内容：

轮转目的：掌握正常分娩过程的处理及接生、电子胎心监护的使用和应用、人工破膜术及产科病历书写，了解围生期保健主要内容。

轮转要求：病种要求（对病例数不做具体要求）：正常妊娠、早产、妊娠剧吐、先兆早产、产前出血、胎膜早破、过期妊娠、前置胎盘、胎儿窘迫、胎儿生长受限、巨大儿、妊娠期糖尿病/糖尿病合并妊娠、妊娠期高血压疾病、新生儿黄疸（生理性/病理性）、新生儿窒息、产后出血。

第二、第三年轮转培训内容：

轮转目的：能独立和基本正确地对产科常见疾病进行诊断和处理；能够作为术者完成产科常见中小型手术；学习临床科研方法。

轮转要求：病种要求（对病例数不做具体要求）：多胎妊娠、妊娠合并生殖道感染、早产、先兆早产、产前出血、胎膜早破、过期妊娠、产力异常、产道异常、胎儿畸形、妊娠期合并症、异常分娩（头位难产）、胎儿窘迫、胎儿生长受限、胎死宫内、妊娠期糖尿病/妊娠合并糖尿病、妊娠期高血压疾病/妊娠合并高血压、新生儿黄疸、新生儿窒息、产后出血、产褥感染、前置胎盘、胎盘早期剥离、异常胎先露。

第一章 四步触诊法

四步触诊是孕期腹部检查的重要内容,是产前检查的常用方法,通过四步触诊法可以判定胎产式、胎先露、胎方位、胎先露是否衔接、子宫大小是否与孕周相符,并估计胎儿的大小和羊水量的多少。操作过程详见图 2-1。

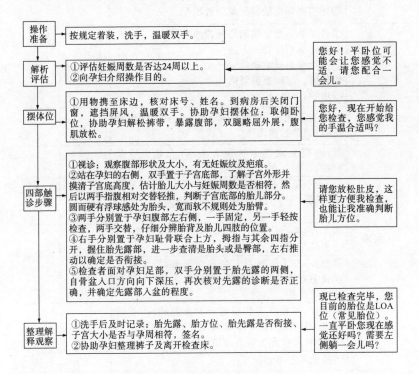

图 2-1 四步触诊法操作流程

【评分标准】

表 2-1　四步触诊法评分标准

项目	具体内容	标准分	得分
仪表	①洗手,戴口罩 ②仪表端庄、服装整洁	7	
评估	①评估孕妇妊娠周数 ②评估孕妇心理状态及合作程度 ③评估腹部皮肤情况及膀胱情况	10	
操作前准备	①告知孕妇及家属四步触诊的目的 ②告知孕妇配合的方法 ③协助孕妇排空膀胱 ④环境:安静,室温舒适 ⑤用物:屏风、检查床	15	
实施	用物携至床边,核对床号、姓名,注意保护隐私,协助孕妇摆体位	8	
	视诊:观察腹部形状及大小,有无妊娠纹及疤痕	10	
	第一步:检查者站在孕妇右侧,面向孕妇,测宫高、腹围,双手放在宫底,判断宫底是胎儿哪一部位	10	
	第二步:两手分别置于腹部两侧,一手固定,另一手轻按,判断胎背、四肢在哪侧	10	
	第三步:右手拇指与其余四指分开,置于耻骨联合上方握住胎先露部,判断先露是什么,判断是否衔接	10	
	第四步:左右两手分别置于胎先露的两侧,沿骨盆入口深压,进一步核对胎先露部的诊断是否正确,并确定先露入盆情况	10	
	听诊胎儿心率情况	5	
评价	①洗手,汇报检查结果 ②询问孕妇有何不适,保护孕妇隐私,协助孕妇离开检查床	5	
总分		100	

第二章　骨盆外测量

产道是胎儿娩出的通道,骨产道(指真骨盆)的评估是经阴道分娩的关键步骤。

【评分标准】

表 2-2　骨盆外测量评分标准

项目	具体内容	标准分	得分
素质要求	服装、鞋帽整洁	1	
	仪表大方、举止端庄	1	
	语言柔和恰当,态度和蔼可亲	1	
核对解释	正确进行核对程序	2	
	做好解释说明	2	
评估	孕周,身体状况,基本情况	2	
操作前	环境准备:温度、光线适宜,利于保护患者隐私	2	
	物品准备:骨盆外测量器(钳式骨盆测量器、骨盆出口测量器、骨盆后矢状径测量器)、一次性臀垫	2	
	产妇准备:操作前需排空膀胱,松解衣裤,充分暴露腹部,头部稍垫高,臀下放置臀垫	2	
操作中	戴口罩、帽子,洗手	5	
	髂棘间径:孕妇取伸腿仰卧位,测量两髂前上棘外缘的距离,正常值为 23～26 cm	10	
	髂嵴间径:孕妇取伸腿仰卧位,测量两髂嵴外缘最宽的距离,正常值为 25～28 cm	10	

续表

项目	具体内容	标准分	得分
操作中	骶耻外径:孕妇取左侧卧位,右腿伸直,左腿屈曲,测量第5腰椎棘突下至耻骨联合上缘中点的距离,正常值为18～20 cm	10	
	坐骨结节间径:孕妇取仰卧位,双腿向腹部弯曲,双手抱双膝,测量两坐骨结节内侧缘的距离,正常值为8.5～9.5 cm	10	
	耻骨弓角度:孕妇取仰卧位,双腿屈曲分开,两手拇指指尖斜着对拢放置在耻骨联合下缘,左右两拇指顺势放在耻骨降支上,正常值为90°,小于80°属不正常	10	
	骨盆后矢状径测量:孕妇取截石位,检查者戴手套,右手示指蘸取石蜡油,伸入孕妇肛门向骶骨方向,拇指置于体外骶尾部,两指共同找到骶骨尖端,将后出口测量器弯臂尖端放置于拇指所在骶骨尖位置,助手将骨盆出口测量器横向测量尺使之两端分别置于两侧坐骨结节内缘,并调节弯臂测量尺位于横向测量尺中点,读取弯臂测量尺读数	10	
操作后	整理床单位、合理安置患者	1	
	做好相关宣教	1	
熟练程度	动作轻巧、对患者的人文关怀	3	
理论	骨盆外测量的意义	5	
	骨盆外测量注意事项	10	
总分		100	

【操作前准备】

1.用物

骨盆测量器(钳式骨盆测量器、骨盆出口测量器、骨盆后矢状径测量器),孕期保健卡,血压计,听诊器。

2.操作者

确认患者信息、病情及辅助检查结果，观察孕妇发育、营养、注意步态、身高、体重、有无水肿。向患者介绍骨盆测量目的、意义。正确戴好口罩、帽子，手清洁和消毒，使用消毒洗手液，采用六步洗手法洗手。

3.患者

操作前需排空膀胱，松解衣裤，充分暴露腹部，头部稍垫高，臀下放置臀垫。

【操作步骤】

（1）测量髂棘间径：孕妇取平卧位，双腿伸直，暴露检查部位。使用钳式骨盆测量器测量两侧髂前上棘外缘距离。

（2）测量髂嵴间径：孕妇取平卧位，双腿伸直，暴露检查部位。使用钳式骨盆测量器测量两侧髂嵴外缘最宽处距离。

（3）测量骶耻外径：孕妇取左侧卧位，左腿屈曲，右腿伸直。使用钳式骨盆测量器测量第五腰椎棘突下（相当于米氏菱形窝上角，或两髂嵴后连线中点下）至耻骨联合上缘中点的距离。

（4）测量骶耻外径：孕妇取左侧卧位，左腿屈曲，右腿伸直。使用钳式骨盆测量器测量第五腰椎棘突下（相当于米氏菱形窝上角，或两髂嵴后连线中点下）至耻骨联合上缘中点的距离。

（5）测量耻骨弓角度：孕妇取仰卧位，两腿屈曲。检查者将两拇指尖斜着对拢，放在耻骨联合下缘，两侧拇指顺势沿两侧耻骨降支平放，两拇指尖形成的角度即为耻骨弓角度。

（6）测量骨盆后矢状径：孕妇取截石位，检查者戴手套，右手示指蘸取石蜡油，伸入孕妇肛门向骶骨方向，拇指置于体外骶尾部，两指共同找到骶骨尖端，将后出口测量器弯臂尖端放置于拇指所在骶骨尖位置，助手将骨盆出口测量器横向测量尺两端分别置于两侧坐骨结节内缘，并调节弯臂测量尺位于横向测量尺中点，读取弯臂测量尺读数。

（7）操作过程中注意操作熟练、动作轻柔，操作过程中有安慰患者的语言交流。操作完成后，物品复原整理有序。

第三章　人工破膜术

【操作步骤】

评估：
①孕妇宫缩、病情、孕周、胎方位、胎心音、自理能力、合作程度、膀胱充盈情况。
②无明显头盆不称、胎位异常。

告知：
①产妇（家属）人工破膜意义。
②产妇配合方法，嘱排空膀胱。

准备：
①操作器械、消毒液、无菌手套、组织钳。
②操作者洗手、戴口罩、帽子、手套。

实施：
①孕妇取膀胱截石位，常规消毒外阴及阴道。
②无菌操作下左手示指、中指伸入阴道，在阴道内手指的指引下进入宫口触及水囊；右手持鼠齿钳，并在宫缩间歇期（以免发生羊水栓塞）钳破胎膜。
③破膜后应注意羊水的流出量、颜色和性状，胎心有否改变，以防脐带脱垂和受压引起胎儿窘迫，同时记录破膜的时间。
④消毒外阴，垫好会阴垫，协助产妇穿好衣物，嘱平躺、床上大小便，做好生活护理。
⑤观察记录破膜后的宫缩、胎心、胎动、羊水情况。
⑥保护产妇隐私。
⑦操作过程中注意观察产妇的变化，并与产妇沟通。
⑧操作后，告知产妇破膜的情况和胎心情况。

人工破膜的适应证：
①过期妊娠引产。
②产程迟迟不进展，胎头已固定。
③羊水过多，需终止妊娠。
④子宫收缩乏力。
⑤宫口已开全，胎膜不能自破者。

①破膜时，不可上推胎头，尤其胎头高浮者，以免脐带脱垂。
②人工破膜前后均应听取胎心。
③破膜后阴道内手指堵住破口，控制羊水缓慢流出，以免宫腔骤然缩小；对羊水过多者，可在充分暴露下采用小针头刺破羊膜囊，让羊水缓慢流出，以免引起胎盘早剥和脐带脱垂。
④破膜后待1～2次宫缩后再取出右手，以便能及时发现脐带脱垂。
⑤胎头高浮应慎用。

观察2小时，如产程无进展，或出现胎心持续加快或减慢、羊水混浊，产妇出现呼吸困难、心率快、胸闷和咳嗽、烦躁不安、阴道异常流血等，应报告医生。

①破膜后宫缩加强，注意产程进展和胎心变化。
②告知恰当的时机行人工破膜对加速产程的进展起到了积极的作用，在产程中也可提早了解胎儿宫内情况，正确选择分娩方式，减少新生儿窒息率，从而达到提高产科质量的目的，消除产妇和家属的顾虑。

图 2-2　人工破膜术流程图

【评分标准】

表 2-3　人工破膜术评分标准

项目	具体内容	标准分	得分
素质要求	服装、鞋帽整洁	2	
	仪表大方、举止端庄	2	
	语言柔和恰当,态度和蔼可亲	2	
核对解释	正确核对程序	2	
	做好解释说明	2	
评估	孕周、身体状况、基本情况	2	
操作前	环境准备:温度、光线适宜,利于保护患者隐私	2	
	物品准备:碘伏棉球、人工破膜包	2	
	产妇准备:嘱产妇排尿后安置体位,呈膀胱截石位	2	
操作中	外阴常规冲洗消毒后垫消毒巾于臀部,覆盖无菌洞单	5	
	听胎心一次并记录	5	
	于双层推车上打开人工破膜包	5	
	术者戴口罩、帽子,消毒双手(外科洗手)后戴手套	5	
	扩阴器涂上润滑油,放入阴道,在转动扩阴器的同时,持碘伏棉球消毒阴道	5	
	肛门口盖上一块纱布,右手示指和中指涂上润滑油做阴道检查,了解阴道扩张及先露情况,于宫缩间歇期,右手示指和中指顶着胎先露处的羊膜,左手持组织钳,沿右手的示指和中指之间到达先露部,在宫缩间隙时,轻轻地夹住羊膜向外拉,羊膜破后有羊水流出,用量杯放于臀部下留取羊水,观察羊水色、质、量	10	

项目	具体内容	标准分	得分
操作中	破膜后,再次检查宫口扩张及胎先露情况	3	
	听胎心一次并记录	5	
操作后	整理床单位、合理安置患者	3	
	做好相关宣教	3	
熟练程度	动作轻巧,对患者的人文关怀	3	
理论	人工破膜的注意事项	10	
	人工破膜的目的	20	
总分		100	

第四章 人工剥膜术

【适应证】

凡正常妊娠或有妊娠合并症需终止妊娠,以及临产后宫缩乏力、宫口扩张缓慢,影响产程进展等,均可应用人工剥膜术。

必须是头先露,头盆相称,胎头衔接,胎头越低越易操作,孕期愈近足月引产成功率愈高,宫颈必须成熟。宫颈评分一般应在5分以上,最好是宫颈容受,其长度小于1.3 cm,质软,可通过1～2指,宫颈位置以中位及前位为佳,后位者较差。

【禁忌证】

有骨盆狭窄、明显头盆不称、胎位不正(如臀位及横位)、宫颈不成熟、假临产、胎盘功能严重减退者不宜使用本法。

【操作步骤】

(1)术前先行胎心监护,评估宫缩及胎心情况。

(2)排空膀胱,取膀胱截石位。

(3)常规消毒外阴、阴道,铺无菌巾,戴无菌手套,以右手呈圆锥形伸入阴道,将示指或示指、中指伸入宫颈内,稍扩张宫颈管,然后沿颈管四周将胎膜由子宫壁轻轻向四周剥离数圈,深度为4～6 cm。

(4)术毕注意阴道流血、流液及宫缩情况。

第五章　孕晚期引产术

【适应证】

(1)对于妊娠已达41周或过期妊娠的孕妇,应予以引产,以降低围产儿的死亡率,以及导致剖宫产率增高的胎粪吸入综合征的发生率。

(2)妊娠期高血压疾病:妊娠期高血压,轻度子痫前期患者满37周,重度子痫前期满34周或经保守治疗效果不明显或病情恶化,子痫控制后无产兆,并具备阴道分娩条件。

(3)母体合并严重疾病,需要提前终止妊娠,如糖尿病、慢性高血压、肾病等内科疾病患者,并能够耐受阴道分娩者。

(4)胎膜早破:足月妊娠,胎膜早破2小时以上未临产者。

(5)胎儿及其附属物因素:包括胎儿自身因素,如严重胎儿生长受限(fetal growth restriction,FGR)、死胎及胎儿严重畸形;附属物因素如羊水过少、生化或生物物理监测指标提示胎盘功能不良,但胎儿尚能耐受宫缩者。

【禁忌证】

1.绝对禁忌证

(1)孕妇有严重合并症或并发症(如心力衰竭、重型肝肾疾病、重度子痫前期并发器官功能损害者等),不能耐受阴道分娩或不能阴道分娩者。

(2)子宫手术史,主要是指未知子宫切口的剖宫产术、穿透子宫内膜的肌瘤剔除术、子宫破裂史等。

(3)完全性及部分性前置胎盘和前置血管。

(4)明显头盆不称,不能经阴道分娩者。

（5）胎位异常，如横位、初产臀位，估计经阴道分娩困难者。

（6）子宫颈癌。

（7）某些生殖道感染性疾病，如未经治疗的单纯疱疹病毒感染活动期等。

（8）未经治疗的 HIV 感染者。

（9）对引产药物过敏者。

（10）生殖道畸形或手术史，软产道异常，产道阻塞，评估经阴道分娩困难者。

（11）严重胎盘功能不良，胎儿不能耐受阴道分娩。

（12）脐带显露或脐带隐性脱垂。

2.相对禁忌证

（1）臀位（符合阴道分娩条件者）。

（2）羊水过多。

（3）双胎或多胎妊娠。

（4）经产妇分娩次数≥5 次者。

【促宫颈成熟】

促宫颈成熟的目的是促进宫颈变软、变薄并扩张，降低引产失败率，缩短从引产到分娩的时间。若引产指征明确，需要首先评估宫颈成熟度[9]，如宫颈条件不成熟，应采取促宫颈成熟的方法。宫颈成熟度评估常用 Bishop 评分法，评分≥6 分提示宫颈成熟，评分越高，引产的成功率越高；评分＜6 分提示宫颈不成熟，需要促宫颈成熟。

1.前列腺素制剂促宫颈成熟

常用的促宫颈成熟药物主要是前列腺素制剂，目前，临床常使用的前列腺素制剂包括：

（1）可控地诺前列酮栓：可控制释放的前列腺素 E_2 栓剂，含有 10 mg 地诺前列酮，以 0.3 mg/h 速度释放，需低温保存。外阴消毒后，将药物置于阴道后穹窿处，并旋转 90°，使栓剂横置于阴道后穹窿，宜于保持原位。在阴道口外保留 2～3 厘米终止带以便于取出。在药物置入后,嘱孕妇平卧 20～30 分钟以利栓剂吸水膨胀;2 小时后若仍在原位,孕妇可下床活动。

出现以下情况时应及时取出栓剂:①出现规律宫缩(每 3 分钟 1 次宫缩),同时伴有宫颈成熟度的改善,宫颈 Bishop 评分≥6 分。②自然破膜或行人工破膜术。③子宫收缩过频(每 10 分钟 5 次及以上的宫缩)。④置药 24 小时。⑤有胎儿出现不良状况的证据:胎动减少或消失、胎动过频、胎心监护提示Ⅱ类或Ⅲ类。⑥出现不能用其他原因解释的母体不良反应,如恶心、呕吐、腹泻、发热、低血压、心动过速或者阴道流血增多。

(2)米索前列醇:用于妊娠晚期未破膜而宫颈不成熟的孕妇,每次阴道放药剂量为 25 μg,放药时不要将药物压成碎片。如 6 小时仍无宫缩,在重复使用米索前列醇前应行阴道检查,重新评价宫颈成熟度,了解原放置药物是否溶化。

2.机械性促宫颈成熟

所需用具包括水囊、Foley 导管,需要在阴道无感染及胎膜完整时才可使用,主要是通过机械刺激宫颈管,促进宫颈局部内源性前列腺素合成与释放,从而促进宫颈软化、成熟。

3.缩宫素静滴引产

小剂量静滴注射缩宫素为安全、常用的引产方法,但在宫颈不成熟时,引产效果不好。其优点是可随时调整用药剂量,一旦发生异常,可随时停药。缩宫素作用时间短,半衰期为 5～12 分钟。具体应用方案:因缩宫素个体敏感度差异较大,静脉滴注缩宫素应从小剂量开始,循序增量,起始剂量为 5‰缩宫素,从每分钟 8 滴开始,根据宫缩、胎心情况调整,一般每隔 20 分钟调整 1 次。缩宫素的不良反应主要与剂量相关,最常见的不良反应是宫缩过频和胎心率异常。宫缩过频会导致胎盘早剥或子宫破裂。小剂量给药和低频率加量可减少伴胎心率改变的宫缩过频的发生。

4.人工破膜术及人工剥膜术

详见前两章。

第六章　枕前位接生

【操作步骤】

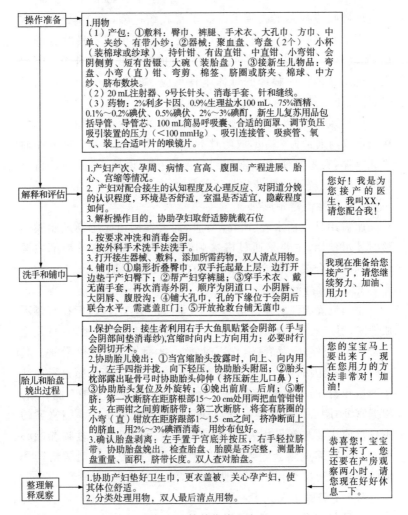

操作准备

1.用物
（1）产包：①敷料：臀巾、裤腿、手术衣、大孔巾、方巾、中单、夹纱、有带小纱；②器械：聚血盘、弯盘（2个）、小杯（装棉球或纱球）、持针钳、有齿直钳、中直钳、小弯钳、会阴侧剪、短有齿镊、大碗（装胎盘）；③接新生儿物品：弯盘、小弯（直）钳、弯剪、棉签、脐圈或脐夹、棉球、中方纱、脐布数块。
（2）20 mL注射器、9号长针头、消毒手套、针和缝线。
（3）药物：2%利多卡因、0.9%生理盐水100 mL、75%酒精、0.1%~0.2%碘伏、0.5%碘伏、2%~3%碘酊，新生儿复苏用品包括导管、导管芯、100 mL简易呼吸囊、合适的面罩、调节负压吸引装置的压力（<100 mmHg）、吸引连接管、吸痰管、氧气、装上合适叶片的喉镜片。

解释和评估

1.产妇产次、孕周、病情、宫高、腹围、产程进展、胎心、宫缩等情况。
2. 产妇对配合接生的认知程度及心理反应、对阴道分娩的认识程度，环境是否舒适，室温是否适宜，隐蔽程度如何。
3.解析操作目的，协助孕妇取舒适膀胱截石位

您好！我是为您接产的医生，我叫XX，请您配合我！

洗手和铺巾

1. 按要求冲洗和消毒会阴。
2. 按外科手术洗手法洗手。
3.打开接生器械、敷料，添加所需药物，双人清点用物。
4. 铺巾：①扇形折叠臀巾，双手托起最上层，边打开边垫于产妇臀下；②帮产妇穿裤腿；③穿手术衣、戴无菌手套，再次消毒外阴，顺序为阴道口、小阴唇、大阴唇、腹股沟；④铺大孔巾，孔的下缘位于会阴后联合水平，需遮盖肛门；⑤开放抢救台铺无菌巾。

我现在准备给您接产了，请您继续努力、加油、用力！

胎儿和胎盘娩出过程

1.保护会阴：接生者利用右手大鱼肌贴紧会阴部（手与会阴部间垫消毒纱），宫缩时向内上方向用力；必要时行会阴切开术。
2.协助胎儿娩出：①当宫缩胎头拨露时，向上、向内用力，再下手四指并拢，向下轻压，协助胎头附屈；②胎头枕部绕耻骨弓时协助胎头仰伸（挤压新生儿口鼻）；③协助胎头复位及外旋转；④娩出前肩、后肩；⑤断脐：第一次断脐在脐根部15~20 cm处用两把血管钳钳夹，在两钳之间剪断脐带；第二次断脐：将套有脐圈的小弯（直）钳放在距脐跟部1~1.5 cm之间，挤净脐面上的脐血，用2%~3%碘酒消毒，用纱布包好。
3.确认胎盘剥离：左手置于宫底并按压，右手轻拉脐带，协助胎盘娩出，检查胎盘、胎膜是否完整，测量胎盘重量、面积，脐带长度。双人查对胎盘。

您的宝宝马上要出来了，现在您用力的方法非常对！加油！

恭喜您！宝宝生下来了，您还要在产房观察两小时，请您现在好好休息一下。

整理解释观察

1.协助产妇垫好卫生巾，更衣盖被，关心孕妇，使其体位舒适。
2. 分类处理用物，双人最后清点用物。

图 2-3　枕前位接生流程

【评分标准】

表 2-4　枕前位接生评分标准

项目	具体内容	标准分	得分
评估	评估产妇的孕产史和产程等情况	10	
	产妇对配合接生的认知程度及心理反应、对阴道分娩的认识程度		
	环境是否舒适,室温是否适宜,隐蔽程度如何		
准备	解释操作目的,协助孕妇取舒适膀胱截石位,取得合作	10	
	态度和蔼,预热辐射台		
	戴帽子、口罩		
	准备接生用物		
指导运用腹压	嘱产妇宫缩时向下屏气用力,增加腹压,宫缩过后,全身肌肉放松,安静休息,如此反复,配合宫缩,协调一致	5	
洗手铺巾	六步洗手法洗手	15	
	打开接生器械、敷料,添加所需药物		
	铺巾顺序正确		
胎儿娩出过程	保护会阴:接生者利用右手大鱼肌贴紧会阴部(手与会阴部间垫消毒纱),宫缩时向内上方向用力;必要时行会阴切开术	10	

项目	具体内容	标准分	得分
胎儿娩出过程	协助胎儿娩出：①当宫缩胎头拨露时向上向内用力，左手四指并拢向下轻压协助胎头附屈；②胎头枕部露出耻骨弓时协助胎头仰伸（挤压新生儿口鼻）；③协助胎头复位及外旋转；④娩出前肩、后肩，弯盘接血，记录胎儿娩出时间；⑤断脐：第一次断脐在距脐根部 15～20 cm 处用两把血管钳钳夹，在两钳之间剪断脐带；第二次断脐：将套有脐圈的小弯（直）钳放在距脐跟部 1～1.5 cm 之间，挤净断面上的脐血，用 2%～3%碘酒消毒，用纱布包好	15	
胎盘娩出过程	确认胎盘剥离征象	15	
	协助胎盘娩出方法得当		
	检查胎盘胎膜方法正确		
	双人再次查对胎盘		
整理	协助产妇垫好卫生巾，更衣盖被	10	
	分类处理用物		
	动作轻柔、熟练		
质量	关心孕产妇，体位舒适	10	
	符合无菌原则		
	动作轻柔、熟练		
总分		100	

第七章　会阴侧切及裂伤缝合术

会阴切开术是一种在第二产程后期切开会阴以扩大产道的手术方式，分为会阴侧切术和会阴正中切开术。在严格把握会阴切开术指征的前提下，充分评估患者的具体情况，正确选择会阴切开的术式,在正确的时机行会阴切开是至关重要的。

会阴裂伤是阴道分娩常见并发症,重度会阴裂伤严重影响产妇的生活质量。会阴裂伤根据严重程度分为以下四度:①Ⅰ度,会阴部皮肤和(或)阴道黏膜损伤;②Ⅱ度,有会阴部肌肉损伤、但无肛门括约肌损伤;③Ⅲ度,有肛门括约肌复合损伤;④Ⅳ度,内括约肌、外括约肌以及直肠黏膜均发生损伤。下文以会阴Ⅳ度裂伤缝合为例详述操作过程。

1.准备

胎盘娩出后,检查娩出胎盘是否完整,子宫收缩是否正常,有无活动性出血;无菌生理盐水冲洗外阴,拭净;碘伏再次消毒皮肤及黏膜。

2.充分暴露撕裂部位

带尾纱布填塞阴道上部,达到止血和暴露目标,探明裂伤部位、深度并进行分度,辨明解剖关系。

3.逐层缝合

(1)缝合直肠前壁裂伤:缝合前重新消毒,3-0 可吸收线连续缝合/间断缝合直肠前壁,注意不穿透直肠黏膜层。

(2)缝合断裂的肛门括约肌:组织钳将两侧的肛门括约肌断端提出,并向中线牵拉,按照四点法,2-0 可吸收线以"内—下—外—上"的顺序,依次缝合肛门括约肌,线结打在肌肉外侧。

(3)缝合会阴肌层:2-0 可吸收线间断缝合,缝合时注意创面底部勿留死腔。

(4)缝合阴道黏膜及皮肤:可吸收线间断缝合阴道壁黏膜;间断缝合皮肤,或皮内缝合。

4.检查

取出阴道内带尾纱布,手术完成后进行肛诊,示指放入肛门检验肛门括约肌收缩力,检查有无缝线穿透直肠黏膜,如有应及时拆除以免发生肠瘘。术毕清点器械及敷料。

5.术后辅助治疗

酌情禁饮食或无渣流质饮食,每日两次碘伏会阴擦洗,应用抗生素预防感染。

【操作步骤】

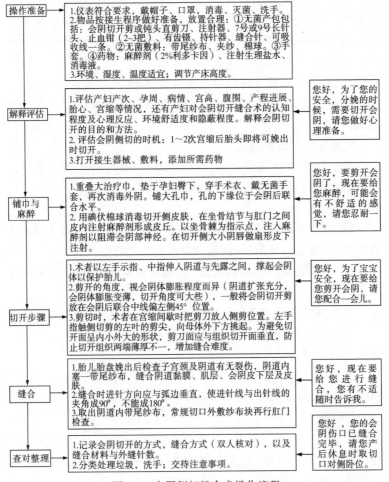

图 2-4　会阴侧切缝合术操作流程

【评分标准】

表 2-5　会阴侧切缝合评分标准

项目	具体内容	标准分	得分
环境准备	环境是否符合无菌操作标准,光线是否充足	2	
患者准备	是否配合,评估伤口情况,隐私	3	
仪表	着装整洁,指甲已修剪,规范外科洗手,戴口罩	5	
用物准备	灭菌器械产包一个,包括:弯盘一个,小弯三把,持针器一把,组织、线、脐剪各 1 个,小药杯一个,2-0、3-0 可吸收线各一条,10 mL 注射器一个,穿刺针头一个,利多卡因 10 mL	5	
侧切	戴无菌手套,穿手术衣,使用无菌技术	5	
	产科铺巾	2	
	会阴神经阻滞麻醉,局麻 左手示指、中指伸入阴道内,撑起左侧阴道壁 右手持侧切剪自会阴后联合中线向左侧 45°方向切开会阴 切口长 4～5 cm,阴道黏膜与皮肤切口长度一致	10	
缝合动作及打结方法	握持器械方法,进针方向,缝合动作,拔针方向,缝合正确	3	
	打结方法:绕线方向,拉线方向连线张力相等	10	

项目	具体内容	标准分	得分
会阴伤口缝合术	缝合阴道黏膜,用 2-0 可吸收线间断或连续缝合至处女膜环,松紧适度	10	
	缝合肌层,用同样线间断缝合,以止血、关闭死腔、恢复解剖关系	10	
	皮肤用 3-0 可吸收线皮内缝合	5	
	检查有无纱布遗留于阴道内	5	
	肛诊检查有无可吸收线穿透直肠黏膜	3	
整理	宣教伤口护理方法及注意事项	5	
	清理用物,分类进行无害化处理	2	
服务态度	关心、体贴产妇,手法正确,动作忌粗暴	5	
整体评价	操作熟练、流畅,缝合正确,打结正确	10	
总分		100	

第八章　胎头吸引术

【操作步骤】

核对：
医嘱、产妇

评估：
1.孕妇宫缩、病情、孕周、胎方位、胎心音、自理能力、合作程度、膀胱充盈情况。
2.无明显头盆不称、胎位异常。

适应证：①活胎，顶先露。②无头盆不称。③胎儿双顶径达到坐骨棘平面以下。④宫口开全，胎膜破裂。⑤有一定强度宫缩。

告知：
1.告知产妇（家属）胎头吸引意义。
2.告知产妇配合方法。

实施：
1.孕妇取膀胱截石位，常规消毒外阴及阴道。
2.导尿，排空膀胱。
3.常规外科洗手，穿无菌衣，戴口罩、帽子。
4.初产妇及会阴扩张差者准备侧切。
5.检查胎头吸引器是否漏气，将吸头放置于胎头顶部，避开囟门，调整胎吸横柄，与胎头矢状缝一致，确认无阴道壁和宫颈组织夹于吸引器与胎头之间。
6.台下调节宫缩至最佳状态。
7.宫缩间期打开电动吸引器，调节负压至200～300 mmHg,并用血管钳夹住连接管，以防漏气。
8.负压形成后，先行牵引，了解是否漏气。
9.宫缩时，沿产轴方向牵拉，胎吸器随胎头旋转而转动。枕横位或枕后位者，可以在操作区徒手旋转至枕前位，或者在牵引过程中徐徐将胎头转至枕前位。
10.助手常规保护会阴。
11.胎头娩出后，解除负压，取下吸引器，常规娩出胎体。

1.严格无菌操作。
2.严格掌握胎吸适应证。
3.吸引器避开囟门，罩杯周边与胎头紧贴。
4.宫缩时方可牵拉，方向沿产轴，力量适当。
5.胎头全部娩出后解除负压。
6.牵引时间不超过10分钟，若出现滑脱，需要查找原因，两次滑脱后，需要更换其他助产方法。
7.仔细检查软产道是否有裂伤，若有裂伤，及时缝合。

图 2-5　胎头吸引术操作流程

【评分标准】

表 2-6　胎头吸引评分标准

项目	具体内容	标准分	得分
用物	灭菌产包一个,侧切包一个,无菌手套	6	
	胎头吸引器、橡皮连接管一根(均经高压灭菌处理过)	2	
	电动负压吸引机一台	2	
术前准备	检查吸引器是否漏气	1	
	取膀胱截石位,常规消毒外阴	2	
	导尿,排空膀胱	2	
	阴道检查,确认宫口开全,胎头为顶先露,胎头骨质部已达坐骨棘水平及以下,排除禁忌证,胎膜未破者予以破膜	2	
	初产妇及会阴较紧者行会阴切开	3	
手术步骤	放置吸引器 将吸引器罩杯涂润滑油	4	
	左手分开两侧小阴唇显露外阴口,以中指、示指掌侧向下,撑开阴道后壁,右手持吸引器将罩杯下缘向下压,随左手中指、示指伸入阴道后壁	5	
	左手示指、中指掌面向上挑开右侧阴道壁,使罩杯沿右侧滑入阴道内	4	
	左手向上提拉前阴道壁,将罩杯滑入阴道耻骨下方	4	
	同上法入左侧,使罩杯完全滑入阴道内,与胎头顶部紧贴	4	
	检查吸引器 右手扶持吸引器,并稍向内推压,使吸引器始终与胎头紧贴	4	

项目		具体内容	标准分	得分
手术步骤	检查吸引器	左手示指、中指伸入阴道,触摸吸引器罩杯与胎头衔接处,推开周围软组织,避免组织夹在罩杯与胎头之间	4	
		调整吸引器横柄方向,使之与胎头矢状缝一致,做旋转胎头标记	4	
	形成吸引器内负压	术者左手持吸引器,右手将连接管交助手,与负压吸引机相连	4	
		打开吸引机,负压控制在 200～300 mmHg 以内(或抽吸 150～200 mL 空气)(40 kPa)	4	
	牵引与旋转吸引器	试牵,了解是否漏气	3	
		宫缩时牵引,沿产轴方向进行,宫缩间歇时停止,但应保持吸引器不要随胎头回缩而回缩	5	
		牵引方向不得突然变换,应始终与吸引器口径成直角,用力不可太大,牵力不超过 3～4 kg	6	
		枕横位或枕后位时,应在牵引同时向枕前位方向进行旋转,每次阵缩以旋转 45°为宜	5	
		助手注意保护会阴	2	
	胎头完全娩出后,解除负压,取下吸引器		3	
	按照枕前位分娩机转助产		9	
	吸引时间以不超过 10 分钟为准		2	
医患沟通	操作过程中注意安慰产妇		4	
总分			100	

第九章 产钳助产术

产钳(见图2-6)分两叶,将左右两叶分别置于胎头两侧,扣合夹持胎头,帮助牵引娩出胎儿。产钳分为齿、胫、锁、柄四部分,根据使用的位置和时机,又分为高位产钳、中位产钳和低位产钳。

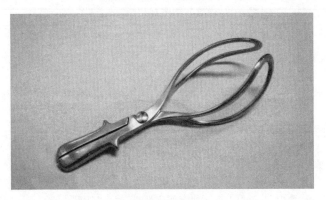

图2-6 产钳

【适应证】

产钳适用于以下几种情况:①第二产程延长,无明显头盆不称,胎头已较低,双顶径平面已达坐骨棘平面以下。②胎头位置不正,只能用于枕先露和臀位后出头困难,如持续性枕横位及枕后位时手法回转有困难,或臀位徒手分娩后出头困难。③产妇全身情况不宜在分娩时施用腹压,同时需要尽早娩出胎儿,如心脏疾病者,急性或慢性肺部疾病或其他疾病导致肺功能减退,重度子痫前期,重度的肝脏疾病、肾脏疾病、癫痫、精神分裂症等精神、神经系统疾病,产妇高热、器官衰竭等,以及原发性高血压、动脉硬化、妊娠高血压疾病在产程中血压升高,子痫或先兆子痫等。④胎儿窘迫。

低位产钳手术步骤:①体位及术前准备:产妇取膀胱截石位,

外阴常规消毒、铺巾,导空膀胱。②阴道检查:了解是否具备使用产钳的条件,如产道是否异常,宫口是否开全,胎膜是否破裂,并明确胎方位和胎先露。③麻醉:一般情况下,可采用阴部神经阻滞麻醉,特殊情况下可采用全身麻醉、硬膜外麻醉或骶麻。④麻醉切开会阴后再做一次详细的阴道检查,在颅骨受压重叠、头皮水肿的情况下容易误诊,因此,上产钳前须摸胎儿耳廓,耳廓边缘所指方向即为枕骨所在部位。⑤放置左叶产钳:左手持左钳柄,使钳叶垂直向下,凹面朝前,右手在阴道检查后不退出,置于阴道后壁与胎头之间,将左叶产钳沿右手掌面置于胎头与掌心之间,右手慢慢将产钳推送入阴道,右手大拇指托钳匙颈部协助,左手顺势向下,推送产钳,最后使左钳叶达胎头左侧耳前额部,并使钳叶与钳柄在同一水平,在此过程中,右手逐渐退出阴道口,并由助手固定左叶产钳。⑥放置右叶产钳:右手持右叶产钳(如前),左手中指、示指伸入胎头与阴道后壁之间,引导右叶产钳进入到左叶产钳相对应的位置,左手退出。⑦扣锁产钳,如两钳叶放置适当,则扣锁吻合,钳柄自然对合。如果扣锁稍有错位,可移动右叶产钳,以配合左叶产钳。⑧检查钳叶位置:伸手入阴道内,检查钳叶与胎头之间有无产道软组织或脐带夹着、胎头矢状缝是否位于两钳叶之间,胎儿的小囟门在产钳上缘一指处。⑨宫缩时合拢钳柄,向外、向下缓慢牵拉。当先露部着冠时,右手保护会阴,见胎儿额部露出阴道口时,可将产钳柄渐渐向上提起,使胎头仰伸,当双顶径娩出时,可先放右叶产钳并取出,以减少产钳对母体软组织的损伤,随后左叶产钳顺着胎头慢慢滑出。⑩牵出胎休:按自然分娩机转用手牵拉胎头,使前肩,继而后肩及躯干娩出。⑪胎盘娩出后,仔细检查宫颈及阴道有无撕裂,然后缝合会阴。

【并发症】

(1)产道损伤:包括会阴裂伤、阴道裂伤、宫颈裂伤、骨盆或关节损伤等。

(2)产后出血:产钳手术者多产程较长,易宫缩乏力;加之产道损伤导致出血增多,因此,产后出血的发病率较高。

(3)感染:施产钳术者,多产程延长,失血较多,产妇抵抗力下降,加上手术操作、组织挫伤,恶露又是细菌的良好培养基,因此,继发性感染的危险性很高。

(4)胎儿损伤:包括头面部压挫伤、头面部神经损伤、颅内出血、颅骨骨折、大脑镰或小脑幕撕裂伤、眼球损伤等。

【注意事项】

在放置钳叶时,遇有阻力而不能向深处插入时,可能是因为钳端嵌在阴道穹窿部,此时切勿强行推进钳叶,必须取出检查原因,否则可能引起严重的阴道壁损伤。

(1)若扣合有困难,必须注意:①胎头方位是否有误诊,这是最常见的原因,应重做检查。如胎头位置过高,应正确估计牵拉的难度,决定取舍。②胎头是否变形过大,一般弯形产钳因头弯较深,往往不易扣合,可改用直形产钳。③如果两叶产钳不在一个平面上,扣合亦困难,可将手伸入阴道内,轻轻推动位置不正确的一叶,切勿用力在钳柄上强行扣合。

(2)牵引有困难(即胎头不见下降)时,其原因可能为:①牵引方向不正确。②骨盆与胎头不相称。③若胎头方位不合适,应注意切勿用强力牵引,必须查出原因进行纠正,否则易致胎儿及产道损伤。

(3)牵引时产钳滑脱,其原因可能为:①产钳放置位置不正确,钳叶位置较浅或径线不合适。②胎头过大或过小:不论在什么情况下,产钳滑脱都可对胎儿及产道造成严重损伤,因此在扣合产钳时,必须检查钳叶位置深浅,是否紧贴胎头。此外,还应做试牵,有滑脱可能时,立即停止牵引,重新检查胎头方位及放置产钳。

有时产程较长,产瘤大或胎头变形严重,胎头尚未入盆,易误诊为头已入盆,或骨盆较浅也易误诊。故术时应注意腹部检查,确诊胎头是否入盆。

牵引产钳时用力要均匀,一般不需用很大力气,按产钳方向向外略向下,速度也不要过快,也不能使钳柄左右摇摆。当胎头即将牵出时,应立即停止用力,与助手协作,注意保护会阴,再缓慢牵出。否则易造成严重会阴裂伤。

产后常规探查产道,如有宫颈或阴道裂伤,应立即缝合。

对术后新生儿给予维生素 K 及维生素 C 预防颅内出血。对于牵引困难者,应密切观察新生儿有无头皮损伤、头皮血肿、颅内出血,并及时予以处理。

第十章　肩难产的处理

传统肩难产的定义:胎头娩出后胎儿前肩被嵌顿于耻骨联合上方,用常规助产方法不能娩出胎肩即肩难产。现在,更容易被大家接受的定义:娩头至娩胎体的时间长于 60 秒,或者胎头娩出后需用辅助方法完成分娩者即为肩难产。

【肩难产的预测】

1.胎儿体重

肩难产的发生率随胎儿体重增加而升高,妊娠后期对胎儿体重估计误差较大,估计胎儿体重除根据宫高、腹围及胎先露的高低外,还应结合产妇腹壁厚薄、宫内羊水多少、膀胱是否排空,判断胎儿体重。宫高加腹围大于140 cm可作为筛选巨大儿的方法之一。B 超可联合测量双顶径(biparietal diameter,BPD)、胸径、腹围、股骨长等多项指标综合判断,提高估计胎儿体重的准确率。以下情况应警惕肩难产:①胸径一头径≥1.5 cm;②肩围一头围≥4.8 cm;③腹径一双顶径≥2.6 cm;④双肩径≥14 cm。除非估计胎儿体重≥4.5 kg,否则不建议对巨大儿采取选择性剖宫产。但据文献报道,48％的肩难产新生儿出生体重低于 4 kg。

2.孕妇合并糖尿病

糖尿病孕妇如血糖未得到控制,易形成巨大儿。胎儿特点是皮下脂肪厚、软组织多,腹围大于头围的可能性大。同样体重的胎儿,其肩难产发生率比正常孕妇所产胎儿高。因此,糖尿病是导致肩难产的重要因素。

3.母亲肥胖

产道软组织厚也是肩难产的危险因素。

4.过期妊娠

如胎盘功能良好,胎儿继续生长发育,使胎儿体重增加,也易造成肩难产。

5.骨盆狭窄

骨盆倾斜度过大、耻骨联合过低、骨盆前后径狭窄可导致肩难产,故常需剖宫产分娩。

6.前次肩难产史

据报道,有过肩难产的孕妇再次分娩肩难产的危险性高于普通人群。前次分娩肩难产者如本次胎儿为巨大儿,或母亲肥胖,或合并糖尿病时再次分娩,肩难产可能性大。

7.产程延长

凡产程延长,特别是活跃晚期延长及第二产程延长,以及困难的阴道助产手术娩出胎头,应警惕肩难产的可能性。

【肩难产相关因素】

表 2-7　肩难产相关因素

分娩前	分娩期
前次肩难产病史	第一产程延长
巨大儿(体重≥4.5 kg)	第二产程延长
糖尿病	阴道助产术
体重指数大于 30 kg/m^2	催产素引产

【识别肩难产】

(1)典型体征(龟缩征):胎头娩出后因胎肩嵌顿于耻骨联合上方,胎头回缩至阴道口。

(2)胎头娩出后前肩娩出遇阻,或常规娩出手法不能顺利娩出(超过 1 分钟未娩出前肩可做出诊断)。

【肩难产的预防及处理】

有些肩难产可能是助产人员在胎头娩出后未等胎头外旋转即开始匆忙牵拉胎头所致,胎头变位后胎肩在骨盆斜径上,应鼓励产妇屏气,切忌牵拉胎头。助产者可对胎头行向上向下轻压、轻按动作,使后肩进入骶骨凹内,前肩得以松动,由耻骨联合下娩出,这样能预防肩难产发生。一旦发生肩难产,应从以下两方面松解胎肩:一是增大骨盆空间,二是减小双肩径。美国妇产科学会介绍七字口诀"HELPERR"(help、evaluate、legs、pressure、enter、remove、roll)。

(1)Help:请求帮助,通知产科、麻醉科、新生儿科医生到场。执行操作时由助手掌握时间,每项操作控制时间 30～60 秒,不可久滞于某一操作。

(2)Evaluate:估计是否需要会阴切开(肩难产为胎肩嵌于骨盆入口上方,并非软组织梗阻,初产妇或需进入阴道操作时才需切开)。

(3)Legs:屈大腿(McRobert 体位):助手将产妇双大腿猛力屈向腹壁,使耻骨联合上移,解除对胎肩的梗阻。同时进行步骤(4)。

(4)Pressure:助手在产妇耻骨联合上按压以松动前肩,手法同心外按压。

(5)Enter:进入阴道操作。

1)Robin 法:一手沿骶凹入阴道内,在胎儿前肩后方推动肩胛使肩内收,以缩小双肩径并旋转至斜径上。

2)Wood 法(旋肩法):在后肩前方推动肩胛,使胎儿双肩径旋转至斜径上,常与 Robin 手法配合使用,更易成功。

3)反向 Wood 法:在后肩胛的后方向前推动胎儿后肩,使胎肩旋转至斜径上。

(6)Remove:后肩娩出法,手伸入阴道,压屈后肘使其屈曲于胸前,以洗脸式牵引出后臂,后肩随即娩出。

(7)Roll:Gasbin 法,翻转孕妇体位成掌膝位。

(8)其他方法(在上述方法都失败后考虑采用):

1)锁骨切断术:尽量牵引胎头,使锁骨距阴道口近,然后用长剪刀在一手保护下切断锁骨中段,缩小间径,如一侧锁骨切断后仍不能娩出,则断另一侧锁骨。此法多用于胎儿已死病例,存活胎儿行此术时应注意勿伤及锁骨下动脉。

2)耻骨联合切开术:可在局麻下进行,切开耻骨联合的软骨及纤维组织,使骨盆径限增大,胎肩很易娩出,术后制动固定,伤口容易愈合。此法在第三世界国家应用较多,但手术时容易损伤膀胱及输尿管。

3)胎头复位剖宫产法(Zavanlli法):估计为不能娩出型肩难产,胎心尚好,无其他产科并发症时,可试将胎头复位,改行剖宫产术。

【肩难产对母婴的影响】

1.对母亲的影响

容易造成产后出血及产道损伤,如子宫破裂、宫颈裂伤、泌尿道损伤或阴道会阴裂伤,是常见的肩难产并发症。产后出血可由宫缩乏力及产道裂伤引起,产道裂伤与助产时损伤有关。容易造成产褥感染,由于较长时间阴道操作、产后出血及产道裂伤而增加感染机会,也可造成生殖道瘘管。

2.对围生儿的影响

(1)胎儿及新生儿严重窒息:由于胎肩以下部分被嵌顿在产道内,胎儿不能建立自主呼吸,如脐带搏动已停止或胎盘已剥离,胎儿不能从母体获得氧和排出二氧化碳,可造成严重缺氧甚至死亡。大部分肩难产都有新生儿窒息,肩难产时间越长,窒息越严重。如伴新生儿颅内出血,常导致不可逆的窒息致死。

(2)颅脑损伤:头以下部分被紧固于产道内,使胸腔及颅内压增加,脑静脉压力增加,血管怒张,易破裂;加上窒息缺氧,致脑毛细血管通透性增加,造成颅内出血,重者死亡,轻者也常遗留神经系统后遗症。

(3)骨骼损伤:锁骨骨折见于各种手法娩肩时,由于肩围大易造成锁骨骨折。锁骨骨折是一种自然分娩不能预测及预防的并发症,肩难产者发生率更高。肱骨骨折在正常分娩时极少见,肩难产时,先娩出后肩的手法如未能按合理的力学机转强行娩出后肩,可造成肱骨骨折。

(4)胸锁乳突肌血肿:由过度压胎颈所致,出生前几天常不引人注意,两周左右可在伤侧胸锁乳突肌发现硬块(机化的血肿),且因胎儿头向患侧偏斜,处理不及时可导致患侧胸锁乳突肌挛缩而致斜颈。

(5)臂丛神经损伤:也是过度挤压及牵拉胎颈所致,当神经干纤维断裂时,可造成永久性神经麻痹,如臂丛神经麻痹在生后6个月功能不能恢复,则预后差,常必须手术治疗。

【肩难产后母婴观察】

产妇须仔细检查有无产道裂伤,预防产后出血及感染。注意膀胱功能恢复。应积极处理新生儿窒息,仔细检查有无产伤如臂丛神经损伤、颅内出血、锁骨肱骨骨折等,并预防感染。如为巨大儿,注意并发症如低血糖、低血钙、红细胞增多症、高胆红素血症等。

【评分标准】

表 2-8　肩难产的处理评分标准

项目	具体内容	标准分	评分标准	得分
准备	洗手、穿手术衣、戴手套	2分	少做 1 项扣 0.5 分	
高危因素	产前因素:①巨大儿;②既往肩难产病史;③妊娠糖尿病;④过期妊娠;⑤孕妇骨盆解剖结构异常。(每点1.5分)产时因素:①第一产程活跃期延长;②第二产程延长伴"乌龟征"(胎头娩出后未发生外旋转而又回缩至阴道);③使用胎头吸引器或产钳助产。(每点1分)	10分	见"具体内容"	

项目	具体内容	标准分	评分标准	得分
预测	①产妇孕期体重增加大于 40 kg,可能产出巨大儿;②宫高大于 35 cm 或宫高＋腹围大于 140 cm 可能生出巨大儿;③先露高浮不入盆,衔接不良;④排除双胎和羊水过多;⑤胎儿双顶径大于等于 9.7 cm;⑥胸径大于双顶径 1.5 cm;⑦骨盆:扁平、倾斜度大、耻骨弓低;⑧过期妊娠,胎头骨质较硬;⑨化验:有糖尿病;⑩以上情况下产程延长,胎头下降停滞者	10 分	每点 1 分	
识别	定义:胎头娩出后,胎儿前肩被嵌顿在耻骨联合上方,用常规助产方法不能娩出胎儿双肩 诊断:当较大胎头娩出后,胎颈回缩,使胎儿颏部紧压会阴,胎肩娩出受阻,排除胎儿畸形即可诊断	6 分	定义错误扣 3 分,诊断错误扣 3 分	
急救措施	应做好新生儿复苏抢救准备	4 分	未做准备不得分	
	请求援助,立即召集有经验的产科医生、麻醉师、助产士和儿科医生到场援助	4 分	未启动针对孕产妇急救小组扣 2 分,急救小组差一科人员扣 0.5 分	
	麻醉选双侧会阴神经阻滞麻醉,做足够大的会阴侧切口	4 分	未做麻醉扣 2 分,会阴切开不够大扣 2 分	

	项目	具体内容	标准分	评分标准	得分
操作	屈大腿法（首选方法）	方法:孕妇大腿极度屈曲并压向其腹部,双手抱膝	2分	抬高双腿,尽可能使腿接近腹部。将母亲的髋部屈曲,使大腿压向腹部(每项错误不得分)	
		此体位可以减小骨盆倾斜度,使腰骶部前凹变直,骶骨位置相对后移,骶尾关节稍增宽。使嵌顿在耻骨联合上方的前肩自然松解,同时适当用力向下牵引胎头而娩出前肩	3分	根据描述此法作用的完整程度给分	
	耻骨上加压法	方法:助手在耻骨联合上方触到胎儿前肩部位并向后下加压,使双肩径缩小,同时助产者牵拉胎头,两者相互配合,持续加压与牵引,需注意不能使用暴力	8分	加压的位置错误扣3分,手法错误扣3分,助产者牵拉胎头方法错误扣2分	
		应在孕妇排空膀胱后实施	2分	未描述排空膀胱不得分	
		常与屈大腿法同时使用,超过50%的肩难产得以成功解决	2分	—	
	旋肩法（Woods法）	方法:助产者以示指、中指伸入阴道,紧贴胎儿后肩的背面,将后肩向侧上旋转,助手协助将胎头向同方向旋转,当后肩逐渐旋转至前肩位置时娩出	8分	手指伸入的位置错误扣3分,旋转的方向错误扣3分,胎头旋转方向不一致扣2分	

项目		具体内容	标准分	评分标准	得分
操作	旋肩法（Woods法）	操作时胎背在母体右侧用左手，胎背在母体左侧用右手	3分	左右手选择错误不得分	
		旋转后肩娩出时注意勿旋转胎颈及胎头，以免损伤臂丛神经	4分	旋转胎头和颈部各扣2分	
	牵后肩娩后肩法	方法：助产者的手沿骶骨伸入阴道，握住胎儿后上肢，使其肘关节屈曲于胸前，以洗脸式娩出后臂，从而协助后肩娩出	8分	握住胎儿后上肢，肘关节屈曲于胸前，洗脸式娩出后臂（每个步骤错误扣2分）	
		注意事项：切忌抓胎儿的上臂，以免肱骨骨折	3分	从手牵出不得分	
	四肢着地法	方法：迅速将产妇翻转为双手和双膝着床，呈爬产床姿势	4分	位置不正确不得分	
		重力作用或增加骨盆前后径有利于解除胎肩嵌顿状态	3分	作用叙述不正确不得分	
		常规检查软产道排除裂伤，常规肛门检查	6分	未检查软产道扣2分，未做肛查扣2分	
操作要求		流程规范	2分	根据操作规范程度酌情扣分	
		操作熟练	2分	根据操作熟练程度酌情扣分	
总分			100	—	

第十一章 子宫下段剖宫产术

【操作流程及评分标准】

表 2-9 剖宫产术操作流程及评分标准

项目	具体内容	标准分	得分
适应证	①头盆不称:骨盆显著狭小或畸形者;相对性头盆不称,经过充分阴道试产胎头仍未入盆者	3	
	②软产道异常:瘢痕组织或盆腔肿瘤阻碍先露下降者;宫颈水肿不易扩张者;先天性子宫宫颈发育异常者	3	
	③原发性或继发性宫缩乏力经处理无效	2	
	④胎位异常:横位、颏后位、高直后位;枕后位或枕横位合并头盆不称或产程延长,阴道分娩困难者	2	
	⑤臀位合并以下情况时放宽剖宫产指征:足显露、骨盆狭窄、胎膜早破、胎头过度仰伸、宫缩乏力、完全臀位而有不良分娩史者、估计胎儿在3500 g以上者	2	
	⑥胎儿窘迫:经吸氧等处理无效,短期内不能阴道分娩	3	
	⑦脐带脱垂:胎儿存活	2	
	⑧胎儿过大:估计胎儿体重超过4500 g,可疑头盆不称	2	
	⑨产前出血:如前置胎盘、胎盘早剥	2	
	⑩瘢痕子宫:有前次剖宫产史,前次的手术指征在此次妊娠依然存在,或估计原子宫切口愈合欠佳者,以及前次剖宫产切口位于子宫体部;如果曾行子宫肌瘤剔除且穿透宫腔,此次应考虑剖宫产术	2	

项目	具体内容	标准分	得分
适应证	⑪妊娠合并症或并发症病情严重者:不能耐受分娩过程,应选择剖宫产,如妊娠合并严重的心脏病、糖尿病、肾病等;中度子痫前期、肝内胆汁淤积等	2	
	⑫曾行生殖道瘘修补或陈旧性会阴Ⅲ度撕裂修补术后	2	
	⑬先兆子宫破裂:不论胎儿存活与否均应剖宫产	2	
	⑭高龄初产妇,多年不孕或药物治疗后受孕者	2	
	⑮珍贵儿:既往难产史又无胎儿存活者,有反复自然流产史、迫切希望得到活婴者	2	
	⑯胎儿畸形:如双胎连体难以阴道分娩者	2	
操作过程	①消毒铺巾	2	
	②腹部切口可采用下腹横切口、纵切口,逐层进入腹腔后,洗手探查子宫旋转、下段形成及胎先露情况	3	
	③取子宫下段膀胱反折腹膜下 2 cm 弧形剪开腹膜反折	3	
	④横行切开子宫下段肌层约 2 cm,向两侧钝性扩大子宫切口约 10 cm。刺破羊膜囊,吸出羊水后,术者以右手从胎头下方进入宫腔,将胎头慢慢托出子宫切口,助手同时压宫底协助娩出胎头。胎头高浮,娩出困难者可产钳协助娩出胎头。胎头过低,出头困难者,台下助手可自阴道向上推胎头助娩。胎头娩出后立即挤出新生儿口鼻黏液	15	
	⑤胎儿娩出后,助手宫体肌注缩宫素 20 U	5	
	⑥胎儿娩出后,术者再次清理呼吸道,断脐后交台下处理新生儿,卵圆钳或组织钳钳夹子宫切口	5	

项目	具体内容	标准分	得分
操作过程	⑦按摩子宫,胎盘可自娩,也可徒手剥离,胎盘娩出后查胎盘、胎膜是否完整	5	
	⑧干纱布擦宫腔,可吸收线连续缝合子宫肌层,平行褥式包埋缝合子宫浆肌层,注意切口对合情况,注意宫缩及出血情况	10	
	⑨探查双侧附件有无异常	3	
	⑩逐层关腹	2	
注意事项	①严格掌握剖宫产适应证	2	
	②切口位置、大小要适宜	2	
	③避免损伤膀胱:分层切开腹壁、腹膜、膀胱子宫反折腹膜,推膀胱时分辨清楚层次。二次剖宫产膀胱粘连紧密,层次不清时应仔细分离	2	
	④勿损伤胎儿:切开子宫壁时应逐渐深入,避免一次穿透	2	
	⑤注意出血:子宫下段横切口剖宫产时,由于该处子宫肌壁薄,容易向两侧角撕裂、出血。手术时应注意子宫右旋特点,防止切口偏向左侧。如有裂伤,一边吸血一边夹住裂口切缘,看清解剖后迅速结扎出血点或缝扎止血	2	
	⑥操作熟练	2	
总分		100	

第十二章　新生儿窒息复苏术

新生儿复苏是帮助和保障新生儿出生时平稳过渡的重要生命支持技术。随着临床实践及科学研究的不断进展,一些复苏操作要点及证据在不断更新[10]。

【分娩前准备】

(1)产前:新生儿复苏团队在分娩前要询问四个问题:孕周多少?羊水清吗?预期分娩的新生儿数目是多少?母婴有何高危因素?根据上述信息决定应准备的人员及复苏物品。

(2)组成团队:每次分娩必须有至少1名能够实施初步复苏并启动正压通气的医护人员在场,负责护理新生儿。如果有高危因素,则需多名医护人员在场,组建合格的、熟练掌握复苏技术的团队。团队要明确组长和成员的分工,做好复苏计划。

(3)准备物品:应在每次分娩前使用标准化的复苏物品核查表,准备复苏所需的全部用品和设备,并确保其功能正常。

表 2-10　复苏物品核查表

操作步骤	物品
保暖	预热的辐射保暖台及温度传感器、预热的毛巾或毛毯、婴儿帽子、塑料袋或保鲜膜(32周以下)、预热的床垫(32周以下)
清理气道	肩垫、吸引球、负压吸引器、10F和12F吸痰管、胎粪吸引管
监测及评估	听诊器、3-导联心电监测仪和电极片、脉搏血氧饱和度仪及传感器、目标血氧饱和度参考值表格
正压通气	自动充气式气囊、T-组合复苏器、足月儿和早产儿面罩、4F和8F胃管、注射器
给氧	氧源、空氧混合仪、吸氧导管
气管插管	喉镜、0号和1号镜片(00号可选)、导管芯(金属导丝)、不带套囊的气管导管(2.5 mm、3.0 mm、3.5 mm)、软尺和气管插管深度表、防水胶布、剪刀、喉罩气道
给药	1:10000(0.1 mg/mL)肾上腺素,生理盐水,1 mL、2 mL、5 mL、10 mL、20 mL、50 mL注射器
脐静脉置管	脐静脉导管、三通管、脐静脉置管所需其他物品

【操作过程】

1.快速评估

对每一个出生的新生儿,即刻评估四项指标:①足月吗? ②羊水清吗? ③肌张力好吗? ④哭声或呼吸好吗?

如以上项的答案均为"是",应快速彻底擦干新生儿,与母亲进行皮肤接触,进行常规护理。如四项中有一项为"否",则进入复苏流程,开始初步复苏。

如羊水有胎粪污染,则进行有无活力的评估,并决定是否需要气管插管吸引胎粪。

2.初步复苏[11]

(1)保暖:设置产房温度为 24～26 ℃。提前预热辐射保暖台。足月儿辐射保暖台温度设置为 32～34 ℃,早产儿根据其中性温度设置。所有婴儿均需擦干头部并保暖。足月儿用预热毛巾包裹、擦干后置于辐射保暖台上。对于复苏胎龄<32 周和(或)出生体重<1500 g 的早产儿,将其头部以下躯体和四肢包裹在清洁塑料膜(袋)内,或盖以塑料薄膜,置于辐射保暖台上,摆好体位后继续初步复苏的其他步骤。避免高温,防止引发呼吸抑制。新生儿体温(腋下)应维持在 36.5～37.5 ℃。

(2)体位:维持新生儿头部轻度仰伸,呈鼻吸气位。

(3)吸引:不建议常规进行口鼻咽部及气道吸引,以免增加心动过缓和呼吸抑制的风险。如新生儿气道有较多分泌物且呼吸不畅,可用吸引球或吸痰管清理气道(先口后鼻)。应限制吸痰管插入的深度和吸引时间,吸引负压为 80～100 mmHg。

(4)羊水胎粪污染(简称羊水粪染)时的处理:2015 年国际新生儿复苏指南已不再推荐为羊水粪染无活力新生儿常规给予气管插管吸引胎粪[12],但对于正压通气时有气道梗阻的新生儿,气管插管吸引胎粪可能有益[13]。根据我国国情和实践经验,建议当有羊水粪染时,仍首先评估新生儿有无活力:有活力时,继续初步复苏;无活力时,应在 20 秒内完成气管插管及吸引胎粪。

胎粪吸引管的使用：施行气管内吸引胎粪时，将胎粪吸引管直接连接气管导管。吸引时，复苏者用手指按住胎粪吸引管的侧孔使其产生负压，边吸引边退出气管导管，3～5秒内完成。

如不具备气管插管条件而新生儿无活力，应快速清理口鼻后立即使用面罩气囊开始正压通气。

（5）擦干和刺激：快速彻底擦干新生儿头部、躯干和四肢，去掉湿毛巾。彻底擦干也是刺激新生儿诱发自主呼吸的方法。如仍无自主呼吸，用手轻拍或手指弹新生儿足底或摩擦背部两次以诱发自主呼吸。如上述努力无效，表明新生儿处于继发性呼吸暂停，需要正压通气。

（6）评估呼吸和心率：初步复苏后，应观察新生儿呼吸状况并评估心率。心前区听诊是最初评估心率的首选方法，计数心率6秒，数值乘以10即得出每分钟心率。

3.正压通气

新生儿复苏成功的关键是建立有效的通气。

（1）指征：呼吸暂停或喘息样呼吸；心率＜100次/分。对有以上指征者，要求在"黄金一分钟"内实施有效的正压通气。

如果新生儿有呼吸、心率＞100次/分，但有呼吸困难或持续发绀，应监测脉搏血氧饱和度，可常压给氧或给予持续气道正压通气。若经上述处理，血氧饱和度仍不能达到目标值，可考虑正压通气。

有自主呼吸的早产儿，出生后如需即刻呼吸支持，应给予持续气道正压通气而不是气管插管正压通气。

（2）方法

1）压力：通常情况下，吸气峰压为20～25 cmH$_2$O，少数病情严重的新生儿可用2～3次30 cmH$_2$O压力通气。对需要正压通气的新生儿，最好同时提供呼气末正压。

新生儿复苏囊为自动充气式气囊（250 mL），使用前要检查减压阀。

T-组合复苏器（T-Piece）是一种由气流控制、有压力限制的机械装置，能提供恒定的吸气峰压及呼气末正压，维持功能残气量，有助于提高早产儿复苏效率和安全性，推荐医疗机构使用。T-组合复苏器使用前需连接压缩气源，采用空氧混合仪调节氧浓度。需预先设定吸气峰压（20～25 cmH₂O）、呼气末正压（5 cmH₂O）、最大气道压（40 cmH₂O）。

2）频率和吸气时间：正压通气的频率为 40～60 次/分，用"吸—2—3"的节律大声计数以保持正确的速率。无论足月儿还是早产儿，正压通气的吸气时间≤1 秒。不推荐对早产儿正压通气时增加吸气时间，因采用持续性肺膨胀策略有潜在危害。

3）用氧：推荐使用空氧混合仪及脉搏血氧饱和度仪。无论足月儿还是早产儿，正压通气均须在脉搏血氧饱和度仪的监测指导下进行。足月儿和胎龄≥35 周早产儿开始用 21％氧气进行复苏。由于使用纯氧与死亡风险增高有关，故不建议使用。胎龄＜35 周早产儿自 21％～30％氧气开始，根据脉搏血氧饱和度调整给氧浓度，使脉搏血氧饱和度达到目标值。

分娩机构应配备脉搏血氧饱和度仪和空氧混合仪。在缺乏相应设备的情况下，可采用自动充气式气囊得到四种氧浓度：气囊不连接氧源，氧浓度为 21％（空气）；连接氧源，不加储氧器，氧浓度为 40％；连接氧源，加袋状或管状储氧器，氧浓度分别为100％或 90％。

脉搏血氧饱和度仪的传感器应置于新生儿动脉导管前位置（即右上肢，通常是手腕或手掌）。在传感器与仪器连接前，先将传感器与婴儿连接，有助于最迅速地获得信号。

4）判断通气有效性：有效的正压通气表现为胸廓起伏良好、心率迅速增加。正压通气开始后，边操作边观察胸廓是否起伏，同时连接脉搏血氧饱和度仪，考虑使用 3-导联心电监测。对于需要复苏的新生儿，脉搏血氧饱和度仪和 3-导联心电监测是重要的辅助手段，可提供持续的心率评估。为了更快速、准确地评估心率,在胸外按压时,推荐使用 3-导联心电监测。

5)矫正通气步骤:如未达到有效通气,需做矫正通气步骤。首先,检查面罩与面部之间是否密闭;其次通畅气道,可调整体位为鼻吸气位,清理气道分泌物,使新生儿口张开;最后,适当增加通气压力。上述步骤无效时,进行气管插管或使用喉罩气道。

6)评估及处理:30 秒有效正压通气后评估新生儿心率。①如心率≥100 次/分,逐渐降低正压通气的压力和频率,同时观察自主呼吸是否良好。如心率持续＞100 次/分,自主呼吸好,则逐渐停止正压通气。如脉搏血氧饱和度未达到目标值,可常压给氧。②如心率在 60～99 次/分,再次评估通气的有效性,必要时再做矫正通气步骤,可考虑气管插管正压通气。③如心率＜60 次/分,再次评估通气有效性,必要时再做矫正通气步骤,给予气管插管,增加氧浓度至 100%,连接 3-导联心电监测,开始胸外按压。

7)其他:持续面罩气囊正压通气(＞2 分钟)可造成胃充盈,需经口插入胃管,用注射器抽出胃内气体,并保持胃管远端处于开放状态。

4.气管插管

(1)指征:①气管内吸引胎粪;②面罩气囊正压通气无效或需长时间正压通气;③需胸外按压;④经气管注入药物(肾上腺素、肺表面活性物质);⑤特殊复苏情况,如先天性膈疝等。

(2)准备:新生儿气管插管所需的器械和用品应放在一起,在产房、手术室、新生儿室和急救室随时备用。常用的气管导管为不带套囊、不透射线且有刻度标识的直管。如使用金属导丝,其前端不可超过管端。

(3)方法:将新生儿置于轻度仰伸位。左手持喉镜,使用带直镜片(早产儿用 0 号,足月儿用 1 号)的喉镜经口气管插管。喉镜镜片应沿舌面右侧滑入,推进镜片直至其顶端达会厌软骨谷,暴露声门,插入气管导管,使导管声带线标识达声带水平,即管端置于声门与气管隆凸之间,接近气管中点。整个操作要求在 20～30 秒内完成。

（4）判断插管成功的方法：①胸廓起伏对称；②听诊双肺呼吸音一致；③无胃部扩张；④呼气时导管内有雾气；⑤心率和脉搏血氧饱和度上升。

5.喉罩气道

喉罩气道是用于正压通气的气道装置，多用于体重≥2000 g的新生儿。

（1）适应证：①新生儿存在口、唇、舌、上腭和颈部先天性畸形，面罩气囊难以形成良好的气道密闭，或使用喉镜观察喉部有困难或不可能；②面罩气囊正压通气无效及气管插管不可能或不成功。

（2）方法：喉罩气道由一个可充气的软椭圆形边圈（喉罩）与弯曲的气道导管连接而成。弯曲的喉罩越过舌产生比面罩更好的气道密闭和更有效的双肺通气。采用"盲插"法，用示指将喉罩罩体开口向前插入新生儿口腔，并沿硬腭滑入至不能推进为止，使喉罩气囊环置于声门上方。向喉罩边圈注入 2～4 mL 空气并使充气控制球达到适当压力，使喉罩覆盖声门。喉罩气道导管可直接连接复苏气囊或 T-组合复苏器进行正压通气。

6.胸外按压

（1）指征：有效正压通气 30 秒后，心率＜60 次/分。在正压通气的同时开始胸外按压。

（2）方法：胸外按压的位置为胸骨下 1/3（两乳头连线中点下方），避开剑突。按压深度为胸廓前后径 1/3。按压和放松的比例为按压时间稍短于放松时间，放松时拇指不应离开胸壁。

（3）胸外按压采用拇指法，操作者双手拇指端按压胸骨，根据新生儿体型不同，双拇指重叠或并列，双手环抱胸廓支撑背部。拇指法可改善新生儿血压，减少操作者疲劳。

（4）胸外按压时，需气管插管进行正压通气，将氧浓度提高至100％，同时进行脉搏血氧饱和度和 3-导联心电监测，考虑脐静脉置管。

(5)胸外按压与正压通气的配合:由于通气障碍是新生儿窒息的首要原因,胸外按压务必与正压通气同时进行。胸外按压与正压通气的比例应为 3∶1,即每 2 秒有 3 次胸外按压和 1 次正压通气,达到每分钟约 120 个动作。胸外按压者大声喊出"1—2—3—吸",其中"1—2—3—"为胸外按压,"吸"为助手做正压通气配合。

(6)胸外按压时心率的评估:研究显示,胸外按压开始后 60 秒,新生儿的自主循环可能才得以恢复。因此,应在建立协调的胸外按压和正压通气 60 秒后再评估心率。尽量避免中断胸外按压,因为按压停止后,冠状动脉灌注减少,延迟心脏功能的恢复。

(7)如心率≥60 次/分,停止胸外按压,以 40～60 次/分的频率继续正压通气。

(8)如心率<60 次/分,检查正压通气和胸外按压操作是否正确,以及是否给予了 100% 氧气。如通气和按压操作皆正确,做紧急脐静脉置管,给予肾上腺素。为便于脐静脉置管操作,胸外按压者移位至新生儿头侧继续胸外按压。

7.给药

新生儿复苏时很少需要用药。新生儿心动过缓通常源于肺通气不足及严重缺氧,纠正心动过缓最重要的步骤是有效的正压通气。

(1)肾上腺素

1)指征:有效的正压通气和胸外按压 60 秒后,心率持续<60 次/分。

2)剂量:应使用 1∶10000 的肾上腺素。静脉用量 0.1～0.3 mL/kg;气管内用量为 0.5～1 mL/kg。

3)方法:首选脐静脉给药(建议等级 1 级,证据级别 C-EO级)。当脐静脉置管尚未完成或没有条件行脐静脉置管时,可气管内快速注入,若需重复给药,则应选择静脉途径。静脉给药后用 1～2 mL 生理盐水冲管,气管内给药后要快速挤压几次气囊,确保药物迅速进入体内。骨髓腔也是给药途径之一。

必要时间隔3～5分钟重复给药。如果在血管通路建立之前给予气管内肾上腺素无反应,则一旦建立静脉通路,不需要考虑间隔时间,即刻静脉给予肾上腺素。

(2)扩容剂

1)指征:根据病史和体格检查,尽管给予了怀疑有低血容量的新生儿正压通气、胸外按压和肾上腺素,心率仍然低于60次/分,应使用扩容剂。低血容量新生儿可表现为皮肤苍白、毛细血管再充盈时间延长(>3秒)、心音低钝和大动脉搏动微弱。如无低血容量表现或急性失血史,不常规扩容。

2)扩容剂:生理盐水。

3)方法:首次剂量为10 mL/kg,经脐静脉或骨髓腔5～10分钟缓慢推入。必要时可重复使用。不推荐采用外周静脉进行扩容治疗。

(3)其他:分娩现场新生儿复苏时不推荐使用碳酸氢钠。

(4)脐静脉置管:脐静脉是静脉给药的最佳途径,用于注射肾上腺素以及扩容剂。当新生儿需要正压通气及胸外按压、预期使用肾上腺素或扩容时,复苏团队中的1名成员应放置脐静脉导管,而其他人员继续进行正压通气和胸外按压。

置管方法:常规消毒铺巾,沿脐根部用粗线打一个松结,如断脐后出血过多,可将此结拉紧。在夹钳下离脐根部约2 cm处用手术刀切断脐带,可在11、12点位置看到大而壁薄的脐静脉。脐静脉导管连接三通和5 mL注射器,充以生理盐水,导管插入脐静脉,导管尖端深入脐根部以下2～4 cm,抽吸有回血即可。早产儿插入脐静脉导管要稍浅。避免将空气推入脐静脉。

8.复苏的特殊情况

如果按照流程规范复苏,新生儿的心率、脉搏、血氧饱和度和肌张力会有所改善。如无良好的胸廓运动、未闻及呼吸音、持续发绀,则可能存在某些特殊情况。新生儿持续发绀或心动过缓可能为先天性心脏病,但此类患儿很少在生后即刻发病。因此,所有无法成功复苏的原因几乎都是通气问题。

9.继续或停止复苏

如果复苏的所有步骤均已完成,而心率始终无法检测到,应在生后 20 分钟与团队和患儿监护人讨论,做出继续复苏或停止复苏的决定。决定应个体化。

对于生存机会很小、可能早期死亡或有严重合并症的新生儿,经专家讨论,监护人参与决策后,可以不进行复苏或仅给予有限步骤的复苏。

10.复苏后监护

接受长时间正压通气或高级复苏(如气管插管、胸外按压或给予肾上腺素)的新生儿可能有病情变化的风险,稳定后应在新生儿重症监护病房接受密切监护和治疗。

对于胎龄≥36 周的新生儿,如果接受了高级复苏,应评估有无新生儿缺氧缺血性脑病的证据,以确定是否符合亚低温治疗标准。对于中-重度新生儿缺氧缺血性脑病,应按照相应的诊疗规范进行亚低温治疗。

接受复苏的新生儿应及时检测脐动脉血气,尽快监测血糖水平,并给予相应的治疗;同时,应进行各器官系统功能监测,并对症处理。

新生儿稳定后,如体温<36 ℃(无计划进行亚低温治疗),应立即进行复温,以避免低体温相关并发症(包括死亡率增加、脑损伤、低血糖和呼吸窘迫)的发生。快速(0.5 ℃/h)或慢速(小于 0.5 ℃/h)复温均可。

【评分标准】

虚拟情景(羊水Ⅲ°污染):产房传来急救求助,一例 38 周妊娠孕妇,单胎,入院时宫口开全,胎膜已破,先露+2,胎心 70~90 bpm,估计胎儿体重 3000 g。准备行会阴侧切+胎头吸引术。你应做什么准备,如何处理?(提示:整个复苏过程可能包括复苏前准备、快速评估、初步复苏、气囊面罩正压通气、气管插管、胸外按压和药物扩容等步骤;每次评估后的指标应询问主评专家,由主评专家给出;整个操作过程必须在 10 分钟内完成,超过 1 分钟扣0.5 分。)

表 2-11 新生儿窒息复苏流程

项目	具体内容	标准分	得分
复苏前准备	打开辐射保温台,准备手套、温暖的毛巾、肩垫;吸引球或吸管、吸引器、胎粪吸引管;听诊器、计时器;面罩、氧气管、复苏气囊(检查气囊:气流、压力、减压阀等);喉镜、气管导管、金属导芯;生理盐水(20 mL、50 mL 注射器);肾上腺素(浓度 1:1000,配成 1:10000;1 mL、5 mL、10 mL 注射器)、脐静脉导管、三通、20 mL 注射器、50 mL 注射器胶布、手术钳、皮肤清洁棉球;复苏抢救记录表等	10	
气管插管吸胎粪	快速评估:问评价新生儿状况的问题(引导语:足月? ——是;羊水? ——Ⅲ°污染;呼吸? ——无;肌张力? ——无)	20	
	确定气管插管胎粪吸引指征		
	正确操作气管插管(鼻吸气位,选择 1 号喉镜、3.5 号气管导管,深度 9 cm,时间 <30 s)		
	气管插管与胎粪吸引器相连,连接负压吸引器,按住胎粪吸引管受控扣产生负压,3~5 s 后慢慢退出气管导管进行气管内吸引;擦干、拿开湿毛巾,给予刺激,重新摆好体位		
	评估:询问呼吸、心率(引导语:呼吸无,心率80 bpm)		

项目	具体内容	标准分	得分
正压人工通气	确定正压人工通气的指征	20	
	右手腕连接脉搏氧饱和度仪传感器		
	正压人工通气操作正确(40～60次/分),复苏囊给氧21%(空气)		
	观察胸廓是否起伏(引导语:胸廓起伏不齐)		
	重新放置面罩,抬起下颌,重新摆体位,吸引口鼻分泌物,打开口腔,必要时增加压力,持续正压通气30 s		
	评估:心率(听诊6 s)(引导语:心率50次/分)		
胸外按压	确定需要胸外按压(气管插管正压人工通气＋胸外按压)	20	
	正确操作气管插管,确定导管位置是否正确(胸廓起伏,双侧呼吸音对称,导管内有雾气等)		
	胸外按压技术正确(位置为胸骨下1/3,按压深度为胸廓前后径1/3,手法正确),助手做正压通气配合(正压通气给氧100%)		
	胸外按压并配合正压通气频率正确,按压时间45～60 s		
	评估:心率(引导语:心率50次/分)		
药物应用	确定气管内给予肾上腺素剂量(2 mL),助手抽取肾上腺素	20	
	用注射器气管内给予正确剂量肾上腺素,挤压复苏囊3～4次		
	评估:心率(引导语:心率80次/分)		
	停止胸外按压,继续正压人工通气30 s		

项目	具体内容	标准分	得分
结束	终止胸外按压、正压人工通气,常压给氧,复苏后护理	10	
	小组配合默契		
	总分	100	

第十三章 产后出血

产后出血一直是导致我国孕产妇死亡的首要原因。近 20 年,我国因产后出血导致的孕产妇死亡虽然已经大幅减少,但仍有进一步下降空间。产后出血导致孕产妇死亡的主要原因在于诊断和治疗延迟,错过抢救时机。应尽早呼救及团队抢救、尽早综合评估及动态监测、尽早针对病因止血、尽早容量恢复及成分输血,避免错过抢救时机而导致孕产妇发生严重并发症甚至死亡[14]。

【定义】

产妇在胎儿娩出后 24 小时内失血量超过 500 mL。

【出血原因及治疗原则】

1.子宫收缩乏力

(1)按摩子宫:经腹壁单手按摩子宫,或双手压迫子宫。在消毒情况下,术者一手戴无菌手套握拳顶住阴道前穹窿的子宫前壁,另一手在腹部按压子宫后壁,双手相对,两手相对紧压并均匀有节律地按摩子宫,直至宫缩恢复正常。

(2)药物及其他处理办法

1)催产素:10 U 加生理盐水 500 mL 静脉滴注,必要时 10 U 直接行宫体注射。催产素不宜快速静注,以免因血管平滑肌松弛导致低血压。

2)麦角新碱 0.2～0.4 mg 肌注或静脉快速滴注。

3)前列腺素:米索前列醇 200 μg 舌下含化,卡前列甲酯栓 1 mg 置于阴道后穹窿,地诺前列酮 0.5~1 mg 直接行宫体注射。

4)宫腔纱布填塞,纱布条于术后 24 小时取出。

5)子宫压迫缝合[15]。

6)缝扎或栓塞子宫动脉上行支或双侧髂内动脉。

7)抢救无效可行全子宫切除术。

2.胎盘因素

(1)胎盘滞留:应迅速在消毒情况下做人工剥离胎盘术。

(2)胎盘残留:手剥离胎盘有困难时可行钳刮术或刮宫术。考虑胎盘植入时切忌强行剥离,以手术切除子宫为宜。

3.软产道损伤

应彻底止血,逐层缝合裂伤。

4.凝血功能障碍

在排除其他原因的情况下尽快输新鲜全血,补充血小板、纤维蛋白原或凝血酶原复合物、凝血因子。

【出血性休克抢救】

原则:去除病因,补充血容量,纠正微循环,增进心功能,恢复正常代谢。

(1)取平卧位,吸氧,保暖。

(2)开通两条静脉,必要时行静脉切开。

(3)补充血容量(累计丢失量估计),先晶体后胶体,先快后慢。

(4)晶体:平衡液首选 1000~2000 mL,最初 20 分钟可快速输入 1000 mL。

(5)胶体:当失血 2000 mL 以上时,应补充 1400 mL 人工胶体液(占失血量 70%)及其他液体;当失血在 3000 mL 以上时,应补充 2400 mL 人工胶体液(80%),并根据血化验结果调整输血量及其他液体量。人工胶体液 24 小时不超过 1000 mL。

(6)当液体补足时,皮肤颜色变红润,尿量>30 mL/h,脉压>20 mmHg。

(7)纠正酸中毒,应用升压药物及肾上腺皮质激素改善心、肾功能。

(8)使用广谱抗生素防治感染。

【评分标准】

表 2-12　产后出血的识别和处理操作评分标准

项目	具体内容	标准分	扣分内容	得分
定义	胎儿娩出后 24 小时内失血量超过 500 mL,剖宫产时超过 1000 mL	1	时间、出血量、分娩方式错一项扣 1 分	
物品准备	消毒纱布条(长 1～1.5 m,宽 6～8 cm,4～6 层大纱条)一条,生理盐水、治疗碗、卵圆钳两把,缝合包一个,灭菌手套一双,治疗巾若干条,宫缩剂、阴道拉钩一副(必要时)	3	每少一项扣 0.5 分	
药品准备	宫缩剂、激素、去乙酰毛花苷、呋塞米、碳酸氢钠、肝素、酚妥拉明等急救药品,晶体平衡液、血液、新鲜冷冻血浆等	3	每少一项扣 0.5 分	
测量方法	容积法:用产后接血容器收集血液后,放入量杯测量失血量	1	收集血液和称重方法不当扣 1 分	
	称重法:失血量(mL)＝[胎儿娩出后接血敷料湿重(g)－接血前敷料干重(g)]/1.05(血液比重 g/mL)	1	敷料称重方法不当扣 1 分	
	面积法:可按接血纱布血湿面积粗略估计失血量	1	估计方法错误扣 1 分	

项目			具体内容	标准分	扣分内容	得分
测量方法			休克指数(shock index,SI):休克指数＝脉率/收缩压(mmHg),SI＝0.5为正常;SI＝1时为轻度休克;1.0～1.5时,失血量为全身血容量的20%～30%;1.5～2.0时,为30%～50%;若为2.0以上,则为重度休克	1	休克指数计算方法错误扣0.5分,每个阶段评估错误扣0.5分,扣完为止	
产后出血的识别及处理	子宫收缩乏力	识别	胎盘娩出后,宫底升高、子宫质软、轮廓不清、阴道流血较多,按摩子宫及应用宫缩剂后,子宫变硬,阴道流血减少或停止	2	判断子宫收缩乏力指征,缺一项扣0.5分,扣完为止	
		处理	按摩子宫:①腹壁按摩宫底:胎盘娩出后,术者一手的拇指在前,其余四指在后,在下腹部按摩并压迫宫底,挤出宫腔内积血,按摩子宫应均匀而有节律,若效果不佳,选用腹部-阴道双手压迫子宫法。②腹部-阴道双手按摩子宫法:一手戴无菌手套伸入阴道,握拳置于阴道前穹窿,顶住子宫前壁,另一手在腹部按压子宫后壁,使宫体前屈,两手相对紧压并均匀有节律地按摩子宫	4	按摩的位置、手法、节律,一项不规范扣0.5分,扣完为止	
			应用宫缩剂:①缩宫素:缩宫素10 U加入0.9%生理盐水500 mL中静脉滴注,必要时缩宫素10 U直接宫体注射。②前列腺素类药物:缩宫素无效时,尽早使用前列腺素类药物	2	用药的顺序、方法、剂量,一项不符扣0.5分,扣完为止	

项目		具体内容	标准分	扣分内容	得分
产后出血的识别及处理	子宫收缩乏力	**处理** 宫腔纱布填塞:助手在腹部固定子宫,术者用卵圆钳将无菌特制宽6～8 cm,长1.5～2 m,4～6层不脱脂棉纱布条自宫底由内向外有序地填紧宫腔,压迫止血。24小时后取出纱布	3	纱布的要求(无菌、长、宽、层数)口述不全扣1分,填塞的方法和取出时间一项不符扣1分	
		子宫压缩缝合术:常用 B-Lynch 缝合法	2	选1号可吸收长线、70 mm大圆针,缝合的方法、位置、松紧度一项不符扣1分	
		结扎盆腔血管:对于出血不止,为抢救产妇生命,先经阴道结扎子宫动脉上行支,如无效则迅速开腹结扎	2	结扎的位置、方法不得当,一项扣1分	
		髂内动脉或子宫动脉栓塞:行股动脉穿刺插入导管至髂内动脉或子宫动脉,注入明胶海绵颗粒栓塞血脉,适于产妇生命体征稳定时进行	2	栓塞的指征、选取穿刺位置、插入导管的位置和注入栓塞剂,一项不符扣1分	
		切除子宫:积极抢救无效、危及产妇生命时,应行子宫次全切除或子宫全切除术	3	切除子宫的指征、手术时机、手术方式,一项有误扣1分	
	胎盘因素	**识别** 胎儿娩出后10分钟内胎盘未娩出,阴道大量流血,应考虑胎盘因素。胎盘部分剥离、嵌顿,胎盘部分粘连或植入,胎盘残留等是引起产后出血的常见原因	4	判定胎盘因素(出血的时间,部分剥离、嵌顿,部分粘连、植入、残留),一项不符扣1分	

续表

项目		具体内容	标准分	扣分内容	得分
产后出血的识别及处理	胎盘因素 处理	胎儿娩出后,疑有胎盘滞留时,立即做宫腔检查;若胎盘已剥离,则应立即取出胎盘;若胎盘粘连,可试行徒手剥离胎盘后取出。若剥离困难,疑有胎盘植入,则停止剥离,根据患者出血量情况及胎盘剥离面积行保守治疗或子宫切除术	4	做宫腔检查时,能够正确判断引起出血的各种胎盘因素和处理原则,一项错误扣1分,三项错误不得分	
		保守治疗:①适应证:适用于孕产妇一般情况良好,无活动性出血;胎盘植入面积小、子宫壁厚、子宫收缩好、出血量少者。②治疗方法:可采用局部切除、髂内动脉栓塞术、甲氨蝶呤等治疗。③注意事项:应用彩色多普勒超声密切监测胎盘大小及周围血流变化,观察阴道出血情况以及是否有感染,如出血增多或感染,应用抗生素同时行清宫或子宫切除术	4	熟练掌握保守治疗的适应证、治疗方法、注意事项、进一步治疗方法,一个处理环节不熟悉扣1分。2个以上处理环节不熟悉不得分	
		子宫切除:如有活动性出血、病情加重或恶化、穿透性胎盘植入时应切除子宫	3	切除子宫的指征把握不正确扣3分	
	软产道损伤 识别	胎儿娩出后立即发生阴道流血,色鲜红,应考虑软产道裂伤;失血症状表现明显,伴阴道疼痛而阴道流血不多,应考虑隐匿性软产道损伤,如阴道血肿	4	判断软产道损伤引起子宫出血的表现(流血的表现、颜色),一项有误扣1分,隐匿性软产道损伤判断不准确扣2分	

项目			具体内容	标准分	扣分内容	得分
产后出血的识别及处理	软产道损伤	处理	有良好的照明,取合适体位,必要时麻醉	3	照明条件、体位选择,一项不符扣1分,必要时麻醉遗漏扣1分	
			查找损伤部位	4	查找损伤部位的顺序、方法,不正确各扣2分	
			彻底止血,逐层缝合裂伤。宫颈裂伤<1 cm且无活动性出血不需缝合;裂伤>1 cm且有活动性出血应缝合	4	止血、缝合方法有错误各扣2分	
	凝血功能障碍	识别	胎儿娩出后阴道持续流血,且血液不凝,全身多部位出血,身体出现瘀斑,应考虑凝血功能障碍	4	说出少于4项凝血功能障碍引起阴道流血的表现扣2分,描述下一步确诊的方法不足2条扣2分	
		处理	首先应排除子宫收缩乏力、胎盘因素、软产道损伤等原因引起的出血	3	少排除一项其他因素扣1分	
			尽快输血、血浆,补充血小板、纤维蛋白原或凝血酶原复合物、凝血因子等	4	输血液制品的种类、比例、方法,一项不符扣1分	
			若合并弥散性血管内凝血(disseminated intravascular coagulation,DIC),应按DIC处理	4	口述DIC的诊断和处理,每一项不准确扣1分,扣完为止	

项目	具体内容	标准分	扣分内容	得分
失血性休克的处理	密切观察生命体征,做好记录,去枕平卧,保暖、吸氧	4	未观察生命体征和评估失血扣1分,休克的初步复苏去枕平卧,保暖、吸氧一项未做到扣1分	
	呼叫相关人员,建立有效静脉通道,及时快速补充晶体平衡液及血液、新鲜冰冻血浆等。纠正低血压;有条件的医院应做中心静脉压指导输血补液	4	未呼叫和组织抢救,未开通静脉通道,各扣1分。未按照顺序输晶体平衡液、血液及新鲜冰冻血浆扣1分,输液速度不符合规范扣1分	
	血压仍低时应用升压药物及肾上腺皮质激素,改善心、肾功能	2	用药指征不明确扣1分,药物剂量和用药方法错误,每项扣1分	
	抢救过程中随时做血气检查,及时纠正酸中毒	2	未做血气分析扣1分,纠正酸中毒不及时或过度纠正不得分	

项目	具体内容	标准分	扣分内容	得分
失血性休克的处理	防治肾衰,如尿量少于 25 mL/h,尿比重高,应积极快速补充液体。尿比重在 1.010 或以下者,输液要慎重,利尿时注意高钾血症	3	未监测尿量和尿比重各扣 1 分,用药的剂量和用法不规范扣 1 分,注意事项不明确扣 1 分	
	保护心脏,出现心衰时应用强心药物,同时加用利尿剂,如呋塞米 20～40 mg 静脉滴注,必要时 4 小时后可重复使用	3	心衰指征不明确扣 1 分,用药剂量和用法不规范扣1 分,注意事项不明确扣 1 分	
	抢救过程中应注意无菌操作,并给予大剂量广谱抗生素,预防感染	2	无菌操作不规范扣 1 分,选用抗生素不符合规范扣 1 分	
操作要求	操作熟练	2	根据操作熟练程度酌情扣分	
	流程规范	2	根据流程规范程度酌情扣分	
总分		100	—	

第十四章　孕前及孕期检查

一、备孕检查流程

【健康教育及指导】

遵循普遍性指导和个体化指导相结合的原则,对计划妊娠的

夫妇行孕前健康教育及指导,主要内容包括:

(1)有准备、有计划地妊娠,尽量避免高龄妊娠。

(2)合理营养,控制体质量增加。

(3)补充叶酸 0.4～0.8 mg/d,或食用含叶酸的复合维生素。既往生育过神经管缺陷(neural tube defect,NTD)儿的孕妇,则需每天补充叶酸 4 mg。

(4)有遗传病、慢性疾病和传染病而准备妊娠的妇女,应予以评估并指导。

(5)合理用药,避免使用可能影响胎儿正常发育的药物。

(6)避免接触生活及职业环境中的有毒有害物质,避免密切接触宠物。

(7)改变不良的生活习惯及生活方式;避免高强度的工作、高噪音环境和家庭暴力。

(8)保持心理健康,解除精神压力,预防孕期及产后心理问题的发生。

(9)合理选择运动方式。

【常规保健】

针对所有计划妊娠的夫妇,应进行以下常规保健:

1.评估孕前高危因素

(1)询问计划妊娠夫妇的健康状况。

(2)评估既往慢性疾病史、家族史和遗传病史,对于不宜妊娠者,应及时告之。

(3)详细了解不良孕产史和前次分娩史,是否为瘢痕子宫。

(4)生活方式、饮食营养、职业状况及工作环境、运动(劳动)情况、家庭暴力、人际关系等。

2.体格检查

(1)全面体格检查,包括心肺听诊。

(2)测量血压、体质量,计算体质指数(body mass index,BMI)。

(3)常规妇科检查。

【必查项目】

必查项目包括以下项目:①血常规;②尿常规;③血型(ABO 血型和 Rh 血型);④肝功能;⑤肾功能;⑥空腹血糖水平;⑦乙型肝炎表现抗原(HBsAg)筛查;⑧梅毒血清抗体筛查;⑨HIV 筛查;⑩地中海贫血筛查(广东、广西壮族自治区、海南、湖南、湖北、四川、重庆等)。

【备查项目】

备查项目包括以下项目:①子宫颈细胞学检查(1 年内未查者);②TORCH 筛查;③阴道分泌物检查;④甲状腺功能检测;⑤75 g口服葡萄糖耐量试验(OGTT),针对高危妇女;⑥血脂水平检查;⑦妇科超声检查;⑧心电图检查;⑨胸部 X 线检查。

二、妊娠期产检项目

孕期保健要求:在特定的时间,系统提供有证可循的产前检查项目。产前检查的时间安排要根据产前检查的目的来决定[16]。

【产前检查的次数及孕周】

根据目前我国孕期保健的现状和产前检查项目的需要,推荐的产前检查孕周分别为:妊娠 $6\sim13^{+6}$ 周,$14\sim19^{+6}$ 周,$20\sim24$ 周,$25\sim28$ 周,$29\sim32$ 周,$33\sim36$ 周,$37\sim41$ 周。共 $7\sim11$ 次。有高危因素者,酌情增加次数。

【产前检查的内容】

1.首次产前检查(妊娠 $6\sim13^{+6}$ 周)

(1)健康教育及指导:①流产的认识和预防。②营养和生活方式的指导。根据孕前 BMI,提出孕期体质量增加建议。③继续补充叶酸 $0.4\sim0.8$ mg/d 至孕 3 个月,有条件者可继续服用含叶酸的复合维生素。④避免接触有毒有害物质,避免密切接触宠物;慎用药物;改变不良生活习惯;保持心理健康,及时释放精神压力。

(2)常规保健:①建立孕期保健手册。②仔细询问月经情况,确定孕周,推算预产期。③评估孕期高危因素:孕产史(特别是有不良孕产史者),生殖道手术史,有无胎儿畸形或幼儿智力低下,孕前准备情况,孕妇及配偶的家族史和遗传病史。注意有无妊娠合并症,不宜继续妊娠者应告知并及时终止妊娠;高危妊娠继续妊娠者,评估是否转诊。本次妊娠有无阴道出血,有无可能致畸的因素。④全面体格检查,包括心肺听诊,测量血压、体质量,计算 BMI;常规妇科检查(孕前 3 个月未查者);胎心率测定(多普勒听诊,妊娠 12 周左右)。

(3)必查项目:与孕前检查项目相同,额外做超声检查。在孕早期(妊娠 6～8 周)行超声检查,以确定是否为宫内妊娠及推测孕周,确定胎儿是否存活、胎儿数目、子宫附件情况。妊娠 11～13^{+6} 周测量胎儿颈部透明层厚度(nuchal translucency,NT);核定孕周;双胎妊娠者还需确定绒毛膜性质。

(4)备查项目:①丙型肝炎(hepatitis C virus,HCV)筛查。②抗D 滴度检测(Rh 血型阴性者)。③75 g OGTT(高危孕妇)。④甲状腺功能检测。⑤血清铁蛋白(血红蛋白<110 g/L 者)。⑥结核菌素纯蛋白衍生物(tuberculin purified protein derivative,PPD)试验(高危孕妇)。⑦子宫颈细胞学检查(孕前 12 个月未检查者)。⑧子宫颈分泌物检测(淋球菌和沙眼衣原体)。⑨细菌性阴道病(bacterial vaginosis,BV)的检测。⑩胎儿染色体非整倍体异常的孕早期(妊娠 10～13^{+6} 周)母体血清学筛查[妊娠相关血浆蛋白 A(PAPP-A)和游离β-hCG](注意事项:空腹,超声检查确定孕周,确定抽血当天的体质量)。⑪超声检查。⑫绒毛穿刺取样术(妊娠 10～13^{+6} 周,主要针对高危孕妇)。⑬心电图检查。

2.妊娠 14～19 周+6 产前检查

(1)健康教育及指导:①流产的认识和预防。②妊娠生理知识。③营养和生活方式的指导。④中孕期胎儿染色体非整倍体异常筛查的意义。⑤非贫血孕妇,如血清铁蛋白<30 μg/L,应补充元素铁 60 mg/d;诊断明确的缺铁性贫血孕妇,应补充元素铁100～200 mg/d。⑥开始常规补充钙剂 0.6～1.5 g/d。

(2)常规保健:①分析首次产前检查的结果。②询问阴道出血、饮食、运动情况。③体格检查,包括血压、体质量,评估孕妇体质量增加是否合理;子宫底高度;胎心率测定。

(3)备查项目

1)无创产前基因检测(non-invasire prenatal testing,NIPT):NIPT筛查的目标疾病为三种常见胎儿染色体非整倍体异常,即 21 三体综合征、18 三体综合征、13 三体综合征。适宜孕周为 12～22^{+6} 周。

不适用人群为:①孕周<12 周;②夫妇一方有明确的染色体异常;③1 年内接受过异体输血、移植手术、异体细胞治疗等;④胎儿超声检查提示有结构异常须进行产前诊断;⑤有基因遗传病家族史或提示胎儿罹患基因病高风险;⑥孕期合并恶性肿瘤;⑦医师认为有明显影响结果准确性的其他情形。NIPT 检测结果为阳性,应进行介入性产前诊断。

NIPT 报告应当由产前诊断机构出具,并由具有副高以上职称并具备产前诊断资质的临床医师签署。若 NIPT 检测结果为阳性,应进行介入性产前诊断。

2)胎儿染色体非整倍体异常的中孕期母体血清学筛查(妊娠15～20 周,最佳检测孕周为 16～18 周)。注意事项:与早孕期血清学筛查相同。

3)羊膜腔穿刺术检查胎儿染色体核型(妊娠 16～22 周)(针对高危人群)。

3.妊娠 20～24 周产前检查

(1)健康教育及指导:①早产的认识和预防。②营养和生活方式的指导。③胎儿系统超声筛查的意义。

(2)常规保健:①询问胎动、阴道出血、饮食、运动情况。②体格检查与妊娠 14～19^{+6} 周产前检查相同。

(3)必查项目:①胎儿系统超声筛查(妊娠 20～24 周),筛查胎儿是否严重畸形。②血常规。③尿常规。

4.妊娠 25～28 周产前检查

(1)健康教育及指导:①早产的认识和预防。②妊娠期糖尿病(gestational diabetes mellitus,GDM)筛查的意义。

(2)常规保健:①询问胎动、阴道出血、宫缩、饮食、运动情况。②体格检查与妊娠 14～19^{+6} 周产前检查相同。

(3)必查项目:①GDM 筛查:直接行 75 g OGTT,其正常上限为空腹血糖水平为 5.1 mmol/L,1 小时血糖水平为 10.0 mmol/L,2 小时血糖水平为 8.5mmol/L。孕妇具有 GDM 高危因素或医疗资源缺乏的地区,建议妊娠 24～28 周首先检测空腹血糖。②血常规、尿常规。

5.妊娠 29～32 周产前检查

(1)产前指导:①健康教育及指导;②分娩方式指导;③开始注意胎动或计数胎动;④母乳喂养指导;⑤新生儿护理指导。

(2)常规保健:①询问胎动、阴道出血、宫缩、饮食、运动情况。②体格检查:同妊娠 14～19^{+6} 周产前检查;胎位检查。

(3)必查项目:①血常规、尿常规。②超声检查:胎儿生长发育情况、羊水量、胎位、胎盘位置等。

6.妊娠 33～36 周产前检查

(1)健康教育及指导:①分娩前生活方式的指导。②分娩相关知识(临产症状、分娩方式指导、分娩镇痛)。③新生儿疾病筛查。④抑郁症的预防。

(2)常规保健:①询问胎动、阴道出血、宫缩、皮肤瘙痒、饮食、运动、分娩前准备情况。②体格检查同妊娠 29～32 周产前检查。

(3)必查项目:尿常规。

7.妊娠 37～41 周产前检查

(1)健康教育及指导:①分娩相关知识(临产的症状、分娩方式指导、分娩镇痛)。②新生儿免疫接种指导。③产褥期指导。④胎儿宫内情况监护。⑤妊娠大于等于 41 周,住院并引产。

(2)常规保健内容:①询问胎动、宫缩、见红等。②体格检查与妊娠29～32周产前检查相同。

(3)必查项目:①超声检查[评估胎儿大小、羊水量、胎盘成熟度、胎位,有条件者可检测脐动脉收缩期峰值和舒张末期流速之比(S/D比值)等]。②无刺激性胎心监护(NST)检查(每周一次)。

【高龄孕妇的孕期保健】

(1)仔细询问孕前病史,重点询问患者是否患有糖尿病、慢性高血压、肥胖、肾脏及心脏疾病等,询问既往生育史;本次妊娠是否为辅助生殖治疗受孕;两次妊娠的间隔时间;明确并记录高危因素。

(2)评估并告知高龄孕妇的妊娠风险,包括流产、胎儿染色体异常、胎儿畸形、妊娠期高血压疾病、GDM、胎儿生长受限、早产和死胎等。

(3)规范补充叶酸或含叶酸的复合维生素;及时规范补充钙剂和铁剂,根据情况可考虑适当增加剂量。

(4)高龄孕妇是产前筛查和产前诊断的重点人群。重点检查项目包括:

1)妊娠 $11～13^{+6}$ 周应行早孕期超声筛查:胎儿 NT、有无鼻骨缺如、NTD 等。

2)预产年龄在35～39岁,而且单纯年龄为高危因素,签署知情同意书可先行 NIPT 进行胎儿染色体非整倍体异常筛查;预产期年龄大于等于40岁的孕妇,建议行绒毛穿刺取样术或羊膜腔穿刺术,进行胎儿染色体核型分析和(或)染色体微阵列分析(chromosomal microarray analysis,CMA)。

3)妊娠20～24周,行胎儿系统超声筛查和子宫颈长度测量。

4)重视 GDM 筛查、妊娠期高血压疾病和 FGR 的诊断。

(5)年龄大于等于40岁的孕妇,应加强胎儿监护,妊娠40周前适时终止妊娠。

第十五章　流产

胚胎或胎儿尚未具有生存能力而妊娠终止者,称为流产,不同国家和地区对流产妊娠周数有不同的定义。我国仍将妊娠未达到 28 周、胎儿体重不足 1000 g 而终止的情况称为流产。发生在妊娠 12 周前者称为早期流产,而发生在妊娠 12 周或之后者,称为晚期流产。流产分为自然流产和人工流产。胚胎着床后31％发生自然流产,其中 80％为早期流产。

【临床表现】

流产主要表现为停经后阴道流血和腹痛。

1.早期流产

妊娠物排出前胚胎多已死亡。开始时绒毛与蜕膜剥离,血窦开放,出现阴道流血,剥离的胚胎和血液刺激子宫收缩,排出胚胎及其他妊娠物,产生阵发性下腹部疼痛。胚胎及其附属物完全排出后,子宫收缩,血窦闭合,出血停止。

2.晚期流产

胎儿排出前后还有生机,其原因多为子宫解剖异常,其临床过程与早产相似,胎儿娩出后胎盘娩出,出血不多;也有少数流产前胎儿已死亡,其原因多为非解剖因素,如严重胎儿发育异常、自身免疫异常、血栓前状态、宫内感染或妊娠附属物异常等。

【临床类型】

按自然流产发展的不同阶段,流产分为以下临床类型:

1.先兆流产(threatened abortion)

先兆流产指妊娠 28 周前先出现少量阴道流血,常为暗红色或血性白带,无妊娠物排出,随后出现阵发性下腹痛或腰背痛。妇科检查见宫颈口未开,胎膜未破,子宫大小与停经周数相符。经休息及治疗后症状消失,可继续妊娠;若阴道流血量增多或下腹痛加剧,可发展为难免流产。

2.难免流产(inevitable abortion)

难免流产指流产不可避免。在先兆流产基础上,阴道流血量增多,阵发性下腹痛加剧,或出现阴道流液(胎膜破裂)。妇科检查宫颈口已扩张,有时可见胚胎组织或羊膜囊堵塞于宫颈口内,子宫大小与停经周数基本相符或略小。

3.不全流产(incomplete abortion)

不全流产指难免流产继续发展,部分妊娠物排出宫腔,还有部分残留于宫腔内或嵌顿于宫颈口处,或胎儿排出后胎盘滞留宫腔或嵌顿于宫颈口,影响子宫收缩,导致出血,甚至发生休克。妇科检查见宫颈口已扩张,宫颈口有妊娠物堵塞及持续性血液流出,子宫小于停经周数。

4.完全流产(complete abortion)

完全流产指妊娠物已全部排出,阴道流血逐渐停止,腹痛逐渐消失。妇科检查见宫颈口已关闭,子宫接近正常大小。

5.特殊情况

(1)稽留流产(missed abortion)又称"过期流产",指胚胎或胎儿已死亡,滞留宫腔内未能及时自然排出者,表现为早孕反应消失,有先兆流产症状或无任何症状,子宫不再增大反而缩小。若已到中期妊娠,孕妇腹部不见增大,胎动消失。妇科检查见宫颈口未开,子宫较停经周数小,质地不软,未闻及胎心。

(2)复发性流产(recurrent spontaneous abortion,RSA)指与同一配偶发生两次及以上在妊娠28周以前的妊娠丢失[17]。复发性流产大多数为早期流产,少数为晚期流产。复发性流产的原因与偶发性流产(sporadic abortion)基本一致,但各种原因所占的比例有所不同,如胚胎染色体异常的发生率随着流产次数的增加而下降。早期复发性流产的常见原因为胚胎染色体异常、免疫功能异常、黄体功能不全、甲状腺功能低下等;晚期复发性流产的常见原因为子宫解剖异常、自身免疫异常、血栓前状态等。

(3)流产合并感染(septic abortion)指流产过程中,若阴道流血时间长,有组织残留于宫腔内或非法堕胎,有可能引起宫腔感染,常为厌氧菌及需氧菌混合感染,严重感染可扩展至盆腔、腹腔,甚至全身,并发盆腔炎、腹膜炎、败血症及感染性休克。

【诊断要点】

在妇产科急诊救治的流产患者,以先兆流产、难免流产、不全流产、流产合并感染多见,患者多因阴道流血或腹痛就诊。

1.病史

询问患者有无停经史和反复流产史;有无早孕反应、阴道流血,注意阴道流血量及持续时间;有无阴道排液及妊娠物排出;有无腹痛,腹痛部位、性质、程度;有无发热,阴道分泌物性状及有无臭味等。

2.体格检查

测量体温、脉搏、呼吸、血压;注意有无贫血及感染征象。消毒外阴后行妇科检查,注意宫颈口是否扩张,羊膜囊是否膨出,有无妊娠物堵塞宫颈口;子宫大小与停经周数是否相符,有无压痛;双侧附件有无压痛、增厚或包块。操作应轻柔。

3.辅助检查

(1)超声检查:可明确妊娠囊的位置、形态及有无胎心搏动,确定妊娠部位和胚胎是否存活,以指导正确治疗方法。若妊娠囊形态异常或位置下移,则预后不良。不全流产及稽留流产均可借助超声检查协助确诊。妊娠8周前经阴道超声检查更准确,有阴道流血者需衡量病情后选择经阴道或经腹部超声。

(2)尿、血 hCG 测定:采用胶体金法 hCG 检测试纸条检测尿液,可快速明确是否妊娠。

【处理】

应根据自然流产的不同类型进行相应处理。

(1)先兆流产:适当休息,禁性生活。黄体功能不全者可肌内注射黄体酮 20 mg,每日一次,或口服孕激素制剂;甲状腺功能减退者可口服小剂量甲状腺片。经治疗,若阴道流血停止,超声检查提示胚胎存活,可继续妊娠。若临床症状加重,超声检查发现胚胎发育不良,血 hCG 持续不升或下降,表明流产不可避免,应终止妊娠。

(2)难免流产:一旦确诊,应尽早使胚胎及胎盘组织完全排出。早期流产应及时行清宫术,仔细检查妊娠物,并送病理检查;如有条件,可行绒毛染色体核型分析,对明确流产的原因有帮助。晚期流产时,子宫较大,出血较多,可用缩宫素 10~20 U 加于 5% 葡萄糖注射液 500 mL 中静脉滴注,促进子宫收缩。当胎儿及胎盘排出后检查是否完全,必要时刮宫以清除宫腔内残留的妊娠物。应给予抗生素预防感染。

(3)不全流产:一经确诊,应尽快行刮宫术或钳刮术,清除宫腔内残留组织。阴道大量流血伴休克者,应同时输血输液,并给予抗生素预防感染。

(4)完全流产:流产症状消失,超声检查证实宫腔内无残留妊娠物,若无感染征象,无须特殊处理。

(5)稽留流产:处理较困难。胎盘组织机化,与子宫壁紧密粘连,致使刮宫困难。晚期流产稽留时间过长可能发生凝血功能障碍,导致 DIC,造成严重出血。需收入院治疗。

(6)流产合并感染:治疗原则为控制感染的同时尽快清除宫内残留物。若阴道流血不多,先选用广谱抗生素 2~3 日,待感染控制后再行刮宫。若阴道流血量多,在静脉滴注抗生素及输血的同时,先用卵圆钳将宫腔内残留大块组织夹出,使出血减少,切不可用刮匙全面搔刮宫腔,以免造成感染扩散。术后应继续用广谱抗生素,待感染控制后再行彻底刮宫。若已合并感染性休克,应积极进行抗休克治疗,病情稳定后再行彻底刮宫。若感染严重或盆腔脓肿形成,应行手术引流,必要时切除子宫。

第十六章　妊娠剧吐

妊娠剧吐指妊娠早期孕妇出现严重持续的恶心、呕吐,并引起脱水、酮症,甚至酸中毒,需要住院治疗。有恶心呕吐的孕妇通常只有 0.3%～1.0% 发展为妊娠剧吐。

妊娠剧吐是妊娠期恶心呕吐发展到极其严重时的状况,是基于典型临床表现,无法由其他疾病解释的排除性临床诊断。最常使用的标准为:不能被其他疾病解释的持续性呕吐,急性饥饿指标呈阳性(通常为尿酮体阳性),体质量下降超过孕前体质量 5% 以上。妊娠剧吐可能伴有电解质、甲状腺功能和肝脏功能等异常。

【临床表现】

(1)病史:妊娠剧吐为排除性诊断,应仔细询问病史,排除可能引起呕吐的其他疾病,如胃肠道感染(伴腹泻)、胆囊炎、胆道蛔虫、胰腺炎(伴腹痛,血浆淀粉酶水平升高,达正常值 5～10 倍)、尿路感染(伴排尿困难或腰部疼痛)、病毒性肝炎(肝炎病毒学阳性,肝酶水平升高达 1000 U/L 以上)或孕前疾病(如糖尿病引起的呕吐、原发性慢性肾上腺皮质功能减退症)。应特别询问患者是否伴有上腹部疼痛及呕血或其他病变(如胃溃疡)引起的症状。

(2)症状:几乎所有的妊娠剧吐均发生于孕 9 周以前,这对鉴别诊断尤为重要。典型表现为孕 6 周左右出现恶心、呕吐,并随妊娠进展逐渐加重,至孕 8 周左右发展为持续性呕吐,不能进食,极为严重者出现嗜睡、意识模糊、谵妄,甚至昏迷、死亡。

【体征】

孕妇体质量下降,下降幅度甚至超过发病前 5%,出现明显消瘦、极度疲乏、口唇干裂、皮肤干燥、眼球凹陷及尿量减少等症状。

【辅助检查】

(1)尿液检查:饥饿状态下机体动员脂肪组织供给能量,使脂肪代谢的中间产物酮体聚积,尿酮体检测为阳性;同时测定尿量、尿比重,注意有无蛋白尿及管型尿;中段尿细菌培养以排除泌尿系统感染。

(2)血常规:因血液浓缩致血红蛋白水平升高,可达 150 g/L以上,红细胞比容达 45％以上。

(3)生化指标:血清钾、钠、氯水平降低,呈代谢性低氯性碱中毒,67％的妊娠剧吐孕妇肝酶水平升高,但通常不超过正常上限值的 4 倍或 300 U/L;血清胆红素水平升高,但不超过 4 mg/dL(1 mg/dL＝17.1 μmol/L);血浆淀粉酶和脂肪酶水平升高可达正常值 5 倍;若肾功能不全则出现尿素氮、肌酐水平升高。

(4)动脉血气分析:二氧化碳结合力下降至 22 mmol/L 以下。上述异常指标通常在纠正脱水、恢复进食后迅速恢复正常。

(5)眼底检查:妊娠剧吐严重者可出现视神经炎及视网膜出血。

【特殊并发症】

1.甲状腺功能亢进

60％～70％的妊娠剧吐孕妇可出现短暂的甲状腺功能亢进(甲亢),表现为促甲状腺激素(thyroid-stimulating hormone,TSH)水平下降或游离 T_4 水平升高,原因在于 β-hCG 的 β 亚单位结构与 TSH 化学结构相似,妊娠后 β-hCG 水平升高,刺激甲状腺分泌甲状腺激素,继而反馈性抑制 TSH 水平。常为暂时性,多数并不严重,一般无须使用抗甲状腺药物。原发性甲亢患者很少出现呕吐,而妊娠剧吐孕妇没有甲亢的临床表现(如甲状腺肿大)或甲状腺抗体,应在孕 20 周复查甲状腺功能,甲状腺激素水平通常会恢复正常。

2.韦尼克(Wernicke)脑病

一般在妊娠剧吐持续 3 周后发病,为严重呕吐引起维生素 B_1严重缺乏所致。约 10％的妊娠剧吐患者并发该病,主要特征为眼肌麻痹、躯干共济失调和遗忘性精神症状。其临床表现为眼球震颤、视力障碍、步态和站立姿势受影响,个别患者可发生木僵或昏迷。患者经治疗后死亡率仍为 10%,未治疗者的死亡率高达 50%。

【治疗】

持续性呕吐合并酮症的妊娠剧吐孕妇需要住院治疗,包括静脉补液,补充多种维生素,纠正脱水及电解质紊乱,合理使用止吐药物,防治并发症。

(1)一般处理及心理支持治疗。

(2)纠正脱水及电解质紊乱。

1)每天静脉滴注葡萄糖液、葡萄糖盐水、生理盐水及平衡液共3000 mL 左右,其中加入维生素 B_6 100 mg、维生素 B_1 100 mg、维生素 C 2~3 g,连续输液至少 3 天(视呕吐缓解程度和进食情况而定),维持每天尿量大于等于 1000 mL。可按照葡萄糖 4~5 g+胰岛素 1 U+10% KCl 1.0~1.5 g 配成极化液输注补充能量,但应注意先补充维生素 B_1 后再输注葡萄糖,以防止发生 Wernicke 脑病。常规治疗无效不能维持正常体质量者可考虑鼻胃管肠内营养,肠外静脉营养由于潜在的母亲严重并发症,只能在前述治疗无效时作为最后的支持治疗。

2)一般补钾 3~4 g/d,严重低钾血症时可补钾至 6~8 g/d。注意观察尿量,原则上每 500 mL 尿量补钾 1 g 较为安全,同时监测血清钾水平和心电图,酌情调整剂量。根据血二氧化碳水平适当补充碳酸氢钠或乳酸钠溶液纠正代谢性酸中毒,常用量为每次125~250 mL。

(3)止吐药物:维生素 B_6、甲氧普胺、昂丹司琼、异丙嗪、糖皮质激素[18]。

(4)终止妊娠指征:①体温持续高于 38 ℃;②卧床休息时心率>120 次/分;③持续黄疸或蛋白尿;④出现多发性神经炎及神经性体征;⑤有颅内或眼底出血,经治疗不好转者;⑥出现Wernicke 脑病。

第三篇 计划生育和辅助生殖

轮转目的:了解国家有关计划生育的政策、法规,计划生育病历书写,计划生育专业基本理论知识;掌握计划生育手术操作(早、中孕期人工流产术,药物流产术,女性绝育术,宫内节育器放置及取出术)的适应证、禁忌证、手术步骤、术前准备、术后处理及注意事项;掌握基本的宫腔操作;掌握计划生育手术常见并发症的识别、诊断技术与处理原则;掌握避孕节育技术咨询与选择。

表 3-1 基本要求

病种	术者或操作者 (最低例数)	病种	术者或操作者 (最低例数)
早孕	100	人工流产术后随访及并发症	10
孕中期引产	10	避孕咨询指导	10
药物流产	20	高危人工流产	10
宫内节育器并发症	5		

第一章　人工流产(负压吸引)术

【适应证】

妊娠 6~10 周以内非意愿妊娠而无禁忌证者或因医学原因不宜继续妊娠者。

【禁忌证】

(1)各种疾病的急性阶段,特别是生殖器急性炎症。

(2)术前 24 小时内体温两次在 37.5 ℃以上者,暂缓手术。

(3)可疑葡萄胎、绒癌或子宫相关恶性肿瘤患者。

(4)合并全身系统疾病,特别是血液疾病等凝血障碍的患者应在纠正后住院手术。

【操作前准备】

1.用物

手术包 1 个(腿套 2 个、会阴中单 1 个、腹部小单 1 个、卵圆钳、窥器、镊子、宫颈钳、探针、5~7.5 号宫颈扩张器、6 号吸管、7 号吸管、弯盘),吸引器管、负压吸引器、碘伏棉球。

2.操作者准备

(1)操作者确认患者信息、病情及辅助检查结果,确认适应证,排除禁忌证。

(2)操作者向患者介绍手术目的、意义、风险,告知患者操作中可能会有不适,请其合作,签署知情同意书。

(3)检查手术包的有效灭菌日期。

(4)操作者穿洗手衣,戴口罩、帽子,洗手,穿手术衣。

(5)打开无菌消毒包,操作者戴消毒手套,可以左手戴 1 只,右手戴 2 只,摆放器械。

3.患者准备

(1)测血压、脉搏、体温。

(2)术前 3 天禁性生活。

（3）排空膀胱,取膀胱截石位。

【操作过程】

（1）一般准备:告知患者术前排空膀胱,取膀胱截石位,施术者按顺序消毒外阴,铺消毒巾,核实子宫位置、大小及附件情况。

（2）消毒:窥器扩张阴道,消毒阴道和宫颈。

（3）探测宫腔深度:用探针顺子宫方向探测宫腔深度。

（4）扩张宫颈:扩宫棒按顺序扩张宫颈,扩张时用力要均匀,不宜过猛,以防宫颈内口损伤和子宫穿孔。

（5）吸引:将吸管末端与已消好毒的皮管相连,并与吸引器连接,按子宫位置方向将吸管头部缓慢送入宫底,深度不超过探针测得的宫腔深度,负压在 400～500 mmHg,吸管在子宫颈与子宫内口之间上下反复移动。子宫内容物吸净时,感宫壁粗糙。

（6）检查宫腔是否吸净,必要时重新放入吸管,再开动负压吸引。

（7）检查吸出物有无绒毛及胚胎组织,与孕周是否相符,如无绒毛组织,应送病检,详细填写手术记录。

【注意事项】

（1）施术者应在门诊检查,确认为早孕后填表。

（2）有禁忌证者暂不宜行人流术。

（3）施术者术前应核实子宫位置、病史。

（4）扩宫时按顺序扩张宫口,切忌跳号。

（5）吸宫后常规检查绒毛,以免漏吸或吸宫不全。

（6）术后观察患者 2 小时,注意有无阴道流血、腹痛等异常情况。

（7）术后告知患者应休息 2 周,1 个月内不宜有性生活,禁止盆浴。术后给予抗生素及促进子宫收缩的药物。

（8）告知患者若有发热、腹痛、阴道流血较多等异常情况,应及时就诊。

（9）术后 14 日复诊,月经恢复后落实避孕措施并指导避孕。

【评分标准】

表3-2 人工流产评分标准

项目	考核要点	标准分	得分
操作前准备	用物:手术床、宫腔负压吸引包、洗手液、无菌手套、模拟人(备选)、标本容器、10%福尔马林、药品等	5	
	操作者:确认患者信息、病情及辅助检查结果,确认适应证与排除禁忌证,向患者介绍手术目的、意义、风险,告知患者操作中可能会有不适,请其合作,签署知情同意书	5	
	患者:术前3天禁性生活,紧急情况除外。操作前需测量血压、脉搏、体温,排空膀胱,取膀胱截石位	5	
操作过程	外阴、阴道常规消毒,铺消毒孔巾	5	
	双合诊:了解阴道、宫颈、子宫体、附件及宫旁组织情况,更换手套	5	
	正确放置阴道窥器,暴露宫颈,消毒宫颈与宫颈管	5	
	探查宫腔:用子宫探针沿子宫方向探测宫腔深度	10	
	扩张宫颈:自小号开始,依次扩张至大于所使用的吸管半号或一号	10	
	负压吸引:吸出宫腔组织物后,于无负压情况下取出吸管	10	
	检查宫腔是否吸净:必要时以小刮匙轻刮宫腔底及两侧宫角,探查术后子宫腔深度	10	
	取出宫颈钳,再次消毒宫颈及阴道,正确取出阴道窥器	10	
	检查标本:必要时送病理检查	5	

项目	考核要点	标准分	得分
操作过程	操作完成后,填写手术记录。嘱患者注意休息,禁忌性生活,保持外阴清洁。必要时术后使用抗生素预防感染	5	
总体要求	操作熟练、动作轻柔,操作过程中有安慰患者的语言,操作完成后,将物品复原,整理有序	10	
总分		100	

第二章 人工流产(钳刮)术

【适应证】

人工流产(钳刮)术适用于妊娠 10~14 周以内非意愿妊娠而无禁忌证者,或因医学原因不宜继续妊娠者。

【禁忌证】

人工流产(钳刮)术禁忌证同负压吸引术。

【操作前准备】

除与吸引术相同外,应做宫颈准备,使宫颈易于扩展至 8.5 号扩宫器以便于手术。可采用器械法,术前 12 小时经宫颈插入16 号无菌导尿管;如无药物禁忌证,也可以采用药物法,术前 2 小时阴道后穹窿放置米索前列醇 200 μg。

【操作要点】

(1)颈管扩张宜够大,一般扩张宫颈应至 8.5 号。

(2)破水后应注意警惕羊水栓塞。

(3)胎儿骨骼通过宫颈管时不宜用暴力,钳出时以胎体纵轴为宜,以免损伤宫体和颈管组织。

(4)核对钳夹出的胎块组织,拼接并核对胎儿躯干、肢体和头骨是否完整。

(5)术毕,检查宫缩及出血情况,给予宫缩剂。

第三章　药物流产术

【适应证】

(1)停经 49 天内,患者自愿终止妊娠,超声确诊为宫内妊娠,孕囊 1.0~3.0 cm 的健康妇女。

(2)因合并其他内外科合并症而不适宜继续妊娠者。

(3)无药物流产禁忌证。

【禁忌证】

(1)对米非司酮和米索前列醇及其他前列腺素过敏者。

(2)肝、肾疾病患者及肾上腺皮质功能不全者,如糖尿病及肾上腺疾病等内分泌疾病,血液疾病和有血栓史者。

(3)心脑血管系统疾病,如心瓣膜疾病、冠状动脉疾病、高血压(>140/90 mmHg)、血压过低(<80/50 mmHg)。

(4)服用抗凝药物,有出血倾向者。

(5)青光眼、支气管哮喘、胃肠功能紊乱、癫痫等。

(6)怀疑异位妊娠者。

【用药方案】

采用米非司酮及米索前列醇联合药物流产,也可单用美索前列醇[19]。

(1)药物流产前行心电图、血常规、凝血系列、肝肾功能检查,排除用药禁忌。

(2)米非司酮 50 mg 口服,第 12 小时 3 次后,如无明显腹痛及阴道流血等不适,第 3 天晨起空腹顿服米索前列醇 600 μg,后注意腹痛及阴道流血情况,注意排除是否有妊娠组织排出;服用米索前列醇后 6 小时无宫缩可再服 400 μg。

(3)如妊娠组织排出、完整,复查彩超,确认胚物排出完整。药流后应于门诊复查 hCG 水平[20]。

【注意事项】

(1)米非司酮及米索前列醇具有一定胃肠道不良反应,如口服后呕吐,应注意及时补服。

(2)稽留流产及异常妊娠患者可能在口服米非司酮后出现腹痛及阴道流血,应注意妊娠物排出情况,需医生检查确认绒毛情况。

(3)用药期间发生严重出血时应及时清宫。

第四章　宫内节育器放置术

【适应证】

(1)育龄妇女自愿要求放置宫内节育器(intrauterine device,IUD)而无禁忌证者。

(2)用于紧急避孕,更适用于愿意继续以宫内节育器作为节育方式而无禁忌证者。

(3)某些疾病的辅助性治疗:如宫腔粘连、功能失调性子宫出血、子宫腺肌症的保守治疗(含有孕激素的宫内节育器)等。

【禁忌证】

1.全身情况不能耐受手术者

例如,患有严重的心、脑、肝、肾等主要器官疾病患者,患有严重血液病患者。各期急性传染病或慢性传染病的急性发作期。中度贫血者慎用(左炔诺孕酮-IUD及含吲哚美辛 IUD 除外)。

2.生殖道异常者

(1)急性炎症:如急性外阴炎、阴道炎、宫颈炎、急性子宫内膜炎、宫腔积脓、急性盆腔炎等。

(2)生殖器官患有恶性肿瘤者。

(3)生殖器官畸形,如子宫纵隔、双角子宫、双子宫。

(4)子宫颈内口过松、重度撕裂(铜固定式 IUD 除外)或宫颈内口重度狭窄者。

（5）子宫脱垂Ⅱ°以上者。

（6）子宫腔小于 5.5 cm 或大于 9.0 cm 者（人工流产时、剖宫产后、正常产后和有剖宫产史者，以及铜固定式 IUD 除外）。

（7）近 3 个月内有月经频发、月经过多（左炔诺孕酮-IUD 及含吲哚美辛 IUD 除外）或不规则阴道流血者。

（8）生殖器官患有良性肿瘤，如子宫肌瘤者慎用。

3.与妊娠相关的禁忌证

（1）妊娠或可疑妊娠者。

（2）人工流产术后阴道流血多，疑有妊娠组织物残留或感染可能者；中期妊娠引产、分娩或剖宫产术胎盘娩出后子宫收缩不良，有出血或潜在感染可能者。

（3）产时或剖宫产时胎盘娩出后，有出血或潜在感染可能者。

（4）产后 42 天后，如恶露未净或会阴伤口未愈，应暂缓放置。

（5）葡萄胎史未满 2 年者慎用。

（6）有异位妊娠史者慎用。

4.过敏史

有铜过敏史者，禁止放置载铜节育器。

5.痛经严重

有严重痛经者慎用（左炔诺孕酮-IUD 及含吲哚美辛 IUD 除外）。

【操作前准备】

1.用物准备

（1）手术床。

（2）阴道窥器（消毒窥器、手术窥器各 1 个），宫颈钳 1 把、弯钳或卵圆钳 1 把、节育器放置叉 1 把，镊子 2 把、弯盘 2 个、消毒棉球若干个、无菌纱布或棉球若干、外包布 1 块（双层）、内包布 1 块、臀巾 1 条、裤腿 2 个、消毒孔巾 1 块。

（3）洗手液、无菌手套、模拟人（备选）。

2.操作者准备

（1）操作者确认患者信息、病情及辅助检查结果，确认适应证与排除禁忌证,特别要了解有无高危情况,如哺乳、多次人流史、近期人流或剖宫产史等。

(2)操作者向患者介绍手术目的、意义、风险,告知患者操作中可能会有不适,请其合作,签署知情同意书。

(3)检查手术包和节育器的有效灭菌日期。

(4)操作者穿洗手衣,戴口罩、帽子,洗手,穿手术衣。

(5)打开无菌消毒包,操作者戴消毒手套,可以左手1只,右手2只,摆放器械。

3.患者准备

(1)测血压、脉搏、体温(术前两次测体温相隔4小时以上,均在37.5 ℃以上者暂不放置)。

(2)术前3天禁性生活。

(3)排空膀胱。

(4)体位:取膀胱截石位,臀部紧邻检查床缘,头部稍抬高,双手臂自然放置于手术床的两侧,腹肌放松。

【操作过程】

一般无须麻醉。

(1)外阴、阴道常规消毒,铺消毒孔巾。

(2)盆腔检查了解子宫、附件及宫旁组织情况,更换手套。

(3)正确放置阴道窥器,暴露阴道及宫颈,再次消毒。

(4)子宫颈钳钳夹宫颈前唇或后唇,拭净黏液后消毒宫颈管。

(5)子宫探针沿子宫方向探测宫腔深度。

(6)根据宫颈口的松紧度和选用节育器的种类与大小,决定是否需要扩张宫颈口。如宫腔形节育器、γ 型节育器、金塑铜环、药铜环165 等,通常需扩宫颈至5.5~6 号。

(7)取出选用的宫内节育器,撕开外包装袋,取出节育器。有尾丝者测量尾丝总长度。如使用消毒液浸泡的宫内节育器,需用无菌生理盐水或注射用水冲洗。

(8)将准备放置的节育器告知患者,并示以实物。

（9）缓缓牵拉宫颈,拉直子宫轴线。

（10）置入节育器,不同 IUD 的放置步骤稍有不同。带有尾丝的宫内节育器在距宫颈口 2 cm 处剪断尾丝。

（11）取出宫颈钳,拭净血液,再次消毒宫颈及阴道,正确取出阴道窥器。

（12）填写手术记录。

（13）告知术后注意事项。嘱患者休息,保持外阴清洁,术后两周禁性生活及盆浴。必要时术后使用抗生素预防感染。

【注意事项】

1.常规操作注意事项

（1）为消除患者的紧张情绪,操作者要态度和蔼,并向患者解释操作的必要性。

（2）严格无菌操作,在放置节育器的过程中,避免进入宫腔的器械和节育器与阴道壁接触。

（3）操作轻柔,以防心脑综合反应。对高危的妇女更宜小心,以防子宫损伤。

（4）放置环型节育器时,节育器放置叉应避开环的接头。

（5）完成后帮助患者整理好衣服,根据需要协助其起身。

2.特殊情况操作注意事项

（1）遇患者宫颈较紧或使用需要扩张宫口的节育器时,均须扩张宫颈口,不能勉强行事。

（2）手术过程中,如遇阴道大量流血、器械落空感、宫腔深度探测异常、患者突感下腹部疼痛等,应立即停止操作,进一步检查原因,采取相应的措施。

（3）放置时如感到节育器未放至宫腔底部时,应取出,更换无菌节育器,重新放置。

3.告知患者术后注意事项

（1）放置后可能会有少量阴道流血及下腹部不适感,如阴道流血多、腹痛、发热、白带异常等,应及时就诊。

（2）必要时术后预防性使用抗生素。

（3）放置宫内节育器后 3 个月内,在经期及大便后,应注意宫内节育器有无脱出。

（4）放置带尾丝的宫内节育器者,经期不使用阴道棉塞。

（5）一周内不做过重的体力劳动。

（6）两周内不宜性生活和盆浴,保持外阴清洁。

（7）告知患者放置宫内节育器的种类、使用年限和随访时间。

【评分标准】

表 3-3　宫内节育器放置术评分标准

项目	具体内容	标准分	得分
操作前准备	用物:手术床、阴道窥器 1 个、宫颈钳 1 把、弯钳或卵圆钳 1 把、节育器放置叉 1 把、镊子 2 把、弯盘 2 个、消毒棉球若干个、无菌纱布或棉球若干、外包布 1 块(双层)、内包布 1 块、臀巾 1 条、裤腿 2 个、消毒孔巾 1 块、洗手液、模拟人(备选)	5	
	操作者:确认患者信息、病情及辅助检查结果,确认适应证与排除禁忌证,向患者介绍手术目的、意义、风险,告知患者操作中可能会有不适,请其合作,签署知情同意书	5	
	患者:测血压、脉搏、体温(术前两次测体温相隔 4 小时以上,均在 37.5 ℃ 以上者暂不放置宫内节育器)。术前 3 天禁性生活。术前排空膀胱,取膀胱截石位	5	
操作过程	常规消毒外阴,顺序、次数正确;外阴、阴道常规消毒 3 次,铺消毒孔巾	5	
	双合诊:了解阴道、宫颈、子宫体、附件及宫旁组织情况,更换手套	5	
	正确放置阴道窥器,暴露宫颈,消毒宫颈与宫颈管	10	

续表

项目	具体内容	标准分	得分
操作过程	探查宫腔：了解子宫方向及深度，遇有剖宫产史和宫颈管异常时，宜探查宫颈管长度	10	
	选择合适的节育器（说明理由）：根据宫颈口的松紧和选用节育器的种类与大小，决定是否需要扩张宫颈口，如宫腔形节育器、γ型节育器、金塑铜环、药铜环165等，通常需扩宫颈口至5.5～6号	10	
	节育器放置前处理：取出选用的宫内节育器，撕开外包装袋，取出节育器。有尾丝者测量尾丝的总长度，如使用消毒液浸泡的节育器，需用无菌生理盐水或注射用水冲洗	10	
	将准备放置的节育器告知患者，并示以实物	5	
	放置宫内节育器：缓缓牵拉宫颈，拉直子宫轴线。不同宫内节育器的放置步骤稍有不同。对于带有尾丝的宫内节育器，在距宫颈口2 cm处剪断尾丝	10	
	取出宫颈钳，拭净血液，再次消毒宫颈及阴道，正确取出阴道窥器	5	
	填写手术记录。告知患者术后注意事项。嘱患者休息，保持外阴清洁，术后两周内禁性生活及盆浴	10	
总体要求	操作熟练、动作轻柔，操作过程中有安慰患者的语言，操作完成后，将物品复原，整理有序	5	
总分		100	

第五章　宫内节育器取出术

【适应证】

(1)宫内节育器放置期已到，需要更换者。

(2)有生育要求，计划妊娠者。

（3）宫内节育器放置后出现比较严重的不适反应,如腰腹部坠胀痛等,保守治疗无效。

（4）出现并发症:如宫内节育器异位、变形、感染等。

（5）闭经半年以上或绝经1年以上者。

（6）更换其他避孕方法者。

（7）带宫内节育器妊娠者,终止妊娠时,需同时取出宫内节育器。

【禁忌证】

（1）生殖道急性炎症:如急性外阴炎、阴道炎、宫颈炎,急性子宫内膜炎、宫腔积脓,急性盆腔炎等。

（2）全身情况不能耐受手术者:如患有严重的心、脑、肝、肾等主要器官疾病患者,患有严重血液病患者。各期急性传染病或慢性传染病的急性发作期。

（3）术前两次体温相隔4小时以上,均在37.5 ℃以上者。

【操作前准备】

1.用物准备

（1）手术床。

（2）阴道窥器(消毒窥器、手术窥器各1个),宫颈钳1把、弯钳或卵圆钳1把、取环钩1把、镊子2把、弯盘2个、消毒棉球若干个、无菌纱布或棉球若干、外包布1块(双层)、内包布1块、臀巾1条、裤腿2个、消毒孔巾1块。

（3）洗手液、无菌手套、模拟人(备选)。

2.操作者准备

（1）操作者确认患者信息、病情及辅助检查结果,确认适应证与排除禁忌证,特别需要了解是否存在宫内节育器,以及其位置与形态。

（2）操作者向患者介绍手术目的、意义、风险,告知患者操作中可能会有不适,请其合作,签署知情同意书。

（3）检查手术包的有效灭菌日期。

（4）操作者穿洗手衣,戴口罩、帽子,洗手,穿手术衣。

（5）打开无菌消毒包,操作者戴消毒手套,可以左手戴 1 只,右手戴 2 只,摆放器械。

3.患者准备

（1）测血压、脉搏、体温(术前两次测体温相隔 4 小时以上,均在 37.5 ℃ 以上者暂不能取出宫内节育器)。

（2）术前 3 天禁性生活。

（3）排空膀胱。

（4）体位:取膀胱截石位,臀部紧邻检查床缘,头部稍抬高,双手臂自然放置于手术床两侧,腹肌放松。

【操作步骤】

一般无须麻醉。

（1）外阴、阴道常规消毒,铺消毒孔巾。

（2）盆腔检查了解子宫、附件及宫旁组织情况,更换手套。

（3）正确放置阴道窥器,暴露阴道及宫颈,再次消毒。

（4）子宫颈钳钳夹宫颈前唇或后唇,拭净黏液后,消毒宫颈管。

（5）子宫探针沿子宫方向探测宫腔深度,探查宫内节育器的位置。

（6）不同类型宫内节育器的取出方法:

1)带尾丝的宫内节育器:用长弯钳或卵圆钳钳住尾丝,轻轻牵拉,取出节育器。

2)无尾丝的宫内节育器:探针探查节育器位置,取环钩沿宫腔方向进入宫腔,触及节育器后转动取环钩头方向,钩住节育器的下缘,牵拉取出。

3)若环丝断裂或钩取困难,确定无节育器异位者,可将宫颈口扩大,用弯钳将节育器夹住取出。

（7）检查所取出的宫内节育器的完整性。

（8）取出宫颈钳,拭净血液,再次消毒宫颈及阴道,正确取出阴道窥器。

(9)向患者出示取出的宫内节育器实物。

(10)填写手术记录。

(11)告知术后注意事项。嘱患者休息,保持外阴清洁,术后两周内禁忌性生活及盆浴。

【注意事项】

1.常规操作注意事项

(1)为消除患者的紧张情绪,操作者要态度和蔼,并向患者解释操作的必要性。

(2)严格无菌操作,在取出节育器的过程中,避免进入宫腔的器械与阴道壁接触。

(3)操作轻柔,观察患者的症状及体征,防止心脑综合反应。

(4)完成后帮助患者整理好衣服,根据需要协助其起身。

2.特殊情况操作注意事项

(1)钩取节育器有阻力时不能强行牵拉,应退出取环钩,进一步查明原因。

(2)如节育器嵌顿严重,牵拉时阻力过大,可先牵出部分环形节育器的环丝,找出环接口,离断,将节育器拉成线状后取出。

3.告知患者术后注意事项

(1)取出宫内节育器后可能有少量阴道流血,为正常现象。如阴道流血多,有腹痛、发热、白带异常等,应及时就诊。

(2)必要时术后可预防性使用抗生素。

(3)术后两周内禁性生活和盆浴,保持外阴清洁。

(4)需避孕者,指导其落实避孕措施。

【评分标准】

表 3-4　宫内节育器取出术评分标准

项目	具体内容	标准分	得分
操作前准备	用物:手术床、阴道窥器 1 个、宫颈钳 1 把、弯钳或卵圆钳 1 把、取环钩 1 个、镊子 2 把、弯盘 2 个、消毒棉球若干个、无菌纱布或棉球若干、外包布 1 块(双层)、内包布 1 块、臀巾 1 条、裤腿 2 个、消毒孔巾 1 块、洗手液、模拟人(备选)	5	
	操作者:确认患者信息、病情及辅助检查结果,确认适应证与排除禁忌证,向患者介绍手术目的、意义、风险,告知患者操作中可能会有不适,请其合作,签署知情同意书	5	
	患者:测血压、脉搏、体温(术前两次测体温相隔 4 小时以上,均在 37.5 ℃ 以上者暂不取出节育器)。术前 3 天禁性生活。术前排空膀胱,取膀胱截石位	5	
操作过程	常规消毒外阴阴道,顺序、次数正确:外阴、阴道常规消毒 3 次,铺消毒孔巾	5	
	双合诊:了解阴道、宫颈、子宫体、附件及宫旁组织情况,更换手套	5	
	正确放置阴道窥器,暴露宫颈,消毒宫颈与宫颈管	10	
	探查宫腔:了解子宫方向及深度,了解节育器的位置	10	
	成功取出宫内节育器	10	
	检查所取出的宫内节育器的完整性	10	
	取出宫颈钳,拭净血液,再次消毒宫颈及阴道,正确取出阴道窥器	5	
	向患者出示取出的宫内节育器实物	10	

续表

项目	具体内容	标准分	得分
操作 过程	告知术后注意事项。嘱患者休息,保持外阴清洁,术后2周内禁性生活及盆浴	5	
	填写手术记录	5	
总体 要求	操作熟练、动作轻柔,操作过程中有安慰患者的语言,操作完成后,将物品复原,整理有序	10	
总分		100	

第六章 依沙吖啶(利凡诺)引产

【适应证】

妊娠13～24周,要求终止妊娠而无禁忌证者;因患某种疾病不宜继续妊娠者;孕期服用有致畸作用的药物。

【禁忌证】

对利凡诺制剂中任何成分过敏者禁用,此外,其引产禁忌证有:

(1)急促性肾肝疾病和肝肾功能不全。

(2)各种急性感染性疾病或慢性疾病的急性发作期。

(3)全身状态不良,如严重贫血、心力衰竭、结核病等。

(4)生殖器官炎症。

(5)术前一日体温两次均超过37.5 ℃。

(6)术前三日内有性生活史或经阴道行阴道、宫颈手术史者。

(7)外阴、阴道及宫颈有广泛多发性或巨大尖锐湿疣。

(8)剖宫产术或子宫肌瘤挖除术后2年内。

(9)各种原因引起的凝血功能障碍或有出血倾向者。

(10)下腹部皮肤感染者。

【操作前准备】

1.器械、敷料准备

(1)羊膜腔内注射法:消毒皮肤,用物包括无齿卵圆钳 2 把、腰椎穿刺针 2 个、5 mL 及 20 mL 注射器各 1 个、弯盘、药杯、孔巾、纱布、消毒手套。

(2)羊膜腔外(宫腔内)注射法:无齿镊子、阴道窥器、宫颈钳、敷料镊、橡皮导尿管、5 mL 及 20 mL 注射器各 1 个、药杯、孔巾、纱布及 10 号丝线几根。

以上器械均需用双层布巾包好后高压灭菌后备用,若同时需进行羊水分析检查,应准备好相应试验所需试剂。

2.受术者准备

(1)详细询问病史,常规全身检查及产科检查,明确诊断为宫内妊娠并与停经日期相符合,有合并症者应进行相应的诊断和功能检查,明确病变性质及病变程度。

(2)常规血、尿检查和血型化验,必要时行肝肾功能检查及凝血功能检查。

(3)行 B 超胎盘定位及穿刺点定位。

(4)向孕妇及家属讲明手术可能出现的并发症,做到知情选择。

(5)由有法律效应的家属签署手术同意书。

(6)术前 3 天禁止性生活。每日冲洗阴道 1 次。

(7)腹部羊膜腔穿刺前备皮。

【操作过程】

1.羊膜腔内注射法

(1)体位:孕妇取平仰卧位。

(2)确定穿刺点:可用 B 超确定羊水最大平面部位中点为穿刺点,并测量羊膜腔至腹壁距离作为进针深度。若盲法穿刺,则将子宫固定,在下腹部正中、宫底下两三横指下方腹中线上为穿刺点,或在中线两侧选择囊性感最明显处为穿刺点。

（3）羊膜腔穿刺:用7号或9号腰穿刺针,从选择好的穿刺点垂直进针,经过两次明显落空感后即进入羊膜腔内。穿刺针进入羊膜腔内,拔出针芯,见羊水溢出。接上注射器,抽出羊水,若无羊水溢出,可于宫壁两侧轻轻加压或改变进针方向,或用B超确定穿刺针是否进入羊膜腔内。如抽出的不是羊水而是血液,重新更换穿刺部位。

（4）注药:将吸好利凡诺50～100 mg药液的注射器接于穿刺针上,稍加回抽,证实有羊水抽出后,将药液注入。

（5）退出穿刺针:拔出穿刺针,穿刺处用消毒纱布块压迫2～3分钟后固定。

2.羊膜腔外注射法

（1）体位:排空膀胱后,取膀胱截石位。

（2）置羊膜腔外注射管:常规消毒外阴及阴道,铺无菌洞巾,窥器窥开阴道后,再次消毒阴道。检查导尿管球囊密闭性良好。宫颈钳钳夹宫颈前唇,长镊钳夹导尿管前端将导尿管插入宫颈管,并沿管壁进入宫腔,18～20厘米,注意操作轻柔,避免损伤宫颈。进入后如无出血,可于超声引导下,球囊内注射生理盐水25～30 mL(最多不超过50 mL)。

（3）注药:将100 mg利凡诺加入150 mL生理盐水中,从导尿管中缓慢注射到宫腔内。注射完成后导尿管打结,外包纱布塞入阴道内。

（4）一般药物注射后24～48 h发动宫缩,球囊及尿管会自动脱落。如24 h后仍无明显宫缩,剪断导尿管后完整取出导尿管及纱布。

【注意事项】

（1）给药量以50～100 mg为宜,不能超过100 mg。

（2）从穿刺针向外溢出血液或注射器回抽时有血,可能是刺入胎盘,不应注药,应结合B超胎盘定位结果,进针(前壁胎盘)或退针(后壁胎盘),或略改变方向。如仍有血液,可另换穿刺点,每次操作穿刺不得超过 3 次。

（3）溢出或抽出的羊水中略带浅色血性，可以注药。

（4）宫腔内注药时，进入宫腔的导尿管段应避免接触阴道壁，严格无菌操作、防止感染。操作要轻柔，切勿刺破胎膜。

【术后注意事项】

（1）注药后，孕妇必须留院观察，注意宫缩、产程进展及阴道流血情况。

（2）观察孕妇体温、脉搏、血压情况。利凡诺引产，患者一般不良反应轻，发热较为常见，在安全剂量范围内，发热达 37.5 ℃者占 10％～20％，超过 38 ℃者仅 1％左右，个别孕妇体温可达 39 ℃以上，可在胎儿排出后很快下降。体温 38 ℃以下者可暂观察，超过 38 ℃各可行物理降温或给予解热镇痛药物，不宜使用前列腺素合成抑制剂，如阿司匹林、吲哚美辛等。

（3）羊膜腔外注射者，注药后 24 小时内阴道流血较多时，应取出纱布及导尿管，并进一步检查出血原因。

（4）胎盘娩出后，绝大多数患者有不同程度的胎盘、胎膜残留。出血较多者应立即清宫；有血压及脉搏等血液动力学改变者应输血、输液，出现休克者应行抗休克治疗，补充血容量是关键。除此之外，应仔细检查子宫、宫颈和阴道等软产道，注意有无宫颈及阴道穹窿撕伤。一旦发现，应及时缝合。

（5）给药后 5 天仍无规律宫缩者视为引产失败，可再次给药或改用其他方法终止妊娠。

（6）羊膜腔外注药者，注药后不久出现高热、剧烈腹痛、腹水时，应考虑药物可能经输卵管进入腹腔，引起化学性腹膜炎，此时应对症处理，给予利尿药物、保肝药物、白蛋白等，并采用有效方法迅速终止妊娠。

【评分标准】

表 3-5　依沙吖啶引产评分标准

项目	具体内容	标准分	得分
术前准备	与患者及家属沟通	5	
	准备物品,检查物品是否齐全、完好 核对患者姓名、床号,解释手术目的,安抚患者,取得患者同意配合	5	
	嘱患者排空膀胱 协助患者摆好平卧位	5	
操作过程	选取下腹部穿刺点,做标记	5	
	操作者戴好口罩、帽子,用消毒洗手液洗手,戴手套	5	
	打开无菌包	5	
操作过程	用卵圆钳夹取碘伏棉球,以穿刺点为中心,消毒腹部皮肤 3 次,铺无菌巾单	5	
	示指按压穿刺点,再次复核囊性感	5	
	取羊膜腔穿刺针,按照腹部穿刺标记垂直腹壁进针	10	
	抽出穿刺针芯,接 5 mL 空针回抽,可以看到清凉羊水	10	
	换取已经抽好依沙吖啶的注射器,将药物注入羊膜腔,拔出针头	10	
	无菌纱布压迫穿刺点 3～5 分钟,覆盖穿刺部位,胶布固定	5	
	协助孕妇起立、穿衣	5	
	记录操作过程	5	

续表

项目	具体内容	标准分	得分
总体评价	操作熟练,有无菌观念	5	
	关爱理念、仪表、态度	5	
	物品复原整理	5	
总分		100	

参考文献

［1］张颐，张师前．前庭大腺囊肿/脓肿治疗中国专家共识（2022 年版)［J］.中国实用妇科与产科杂志,2022,38(9):907-911.

［2］中华医学会感染病学分会艾滋病丙型肝炎学组,中国疾病预防控制中心.中国艾滋病诊疗指南（2021 年版)［J］.中国艾滋病性病,2021,27(11):1182-1201.

［3］PARELKAR S V, MUNDADA D, SANGHVI B V, et al. Should the ovary always be conserved in torsion? A tertiary care institute experience［J］. J Pediatr Surg,2014,49(3):465-468.

［4］中国医师协会妇产科医师分会妇科肿瘤学组.卵巢囊肿诊治中国专家共识（2022 年版)［J］.中国实用妇科与产科杂志,2022,38(8):814-819.

［5］刘璐,袁江静,王玉东.美国妇产科医师学会意见 NO.783-青少年附件扭转［J］.中国实用妇科与产科杂志,2019,35(9):1071-1072.

［6］刘朝晖.盆腔炎症性疾病诊治规范（2019 修订版)［J］.中华妇产科杂志,2019,54(7):433-437.

［7］中国优生科学协会肿瘤生殖学分会.输卵管妊娠诊治的中国专家共识［J］.中国实用妇科与产科杂志,2019,35(7):780-787.

［8］王玉东.2016 年英国皇家妇产科医师学会及早期妊娠学会《异位妊娠的诊断和管理》指南解读［J］.中国实用妇科与产科杂志,2017,33(9):916-919.

［9］ROBINSON D, CAMPBELL K, HOBSON S R, et al.

Guideline No. 432a：Cervical ripening and induction of labour-general information[J].Gynaecol Can,2023,45(1):35-44.e1.

[10]中国新生儿复苏项目专家组,中华医学会围产医学分会新生儿复苏学组.中国新生儿复苏指南(2021 年修订)[J].中华围产医学杂志,2022,25(1):4-12.

[11]AZIZ K，LEE H C，ESCOBEDO M B，et al. Part5：Neonatal resuscitation：2020 American Heart Association guidelines for cardiopulmonary resuscitation and emergency cardiovascular care [J]. Circulation,2020,142(16_suppl_2):S524-S550.

[12]PERLMAN J M，WYLLIE J，KATTWINKEL J,et al. Part 7：Neonatal resuscitation：2015 International consensus on cardiopulmonary resuscitation and emergency cardiovascular care science with treatment recommendations [J]. Circulation，2015，132(16 Suppl 1)：S204-S241.

[13]WYCKOFF M H，WYLLIE J，AZIZ K,et al. Neonatal life support：2020 International consensus on cardiopulmonary resuscitation and emergency cardiovascular care science with treatment recommendations[J]. Circulation，2020,142(16_suppl_1)：S185-S221.

[14]中华医学会妇产科学分会产科学组.产后出血预防与处理指南(2023)[J].中华妇产科杂志,2023,58(6):401-409.

[15]ESCOBAR M F, NASSAR A H, THERON G, et al. FIGO recommendations on the management of postpartum hemorrhage 2022[J]. Int J Gynaecol Obstet,2022,157 Suppl 1(Suppl 1)：3-50.

[16]中华医学会妇产科学分会产科学组.孕前和孕期保健指南(2018)[J].中华妇产科杂志,2018,53(1):7-13.

[17]中华医学会妇产科学会产科学组,复发性流产诊治专家共识编写组.复发性流产诊治专家共识(2022)[J].中华妇产科杂志,2022,57(9):653-667.

[18] Committee on Practice Bulletins-Obstetrics. ACOG practice bulletin No. 189: nausea and vomiting of pregnancy[J]. Obstet Gynecol, 2018,131(1):e15-e30.

[19] American College of Obstetricians and Gynecologists' Committee on Practice Bulletins—Gynecology, Society of Family Planning. Medication abortion up to 70 days of gestation: ACOG practice bulletin, number 225[J]. Obstet Gynecol,2020,136(4):e31-e47.

[20] VAYSSIèRE C, GAUDINEAU A, ATTALI L, et al. Elective abortion: Clinical practice guidelines from the French College of Gynecologists and Obstetricians (CNGOF)[J]. Eur J Obstet Gynecol Reprod Biol,2018,222:95-101.